Barbara Simonsohn

Artemisia

Königin der Heilpflanzen

Artemisia
Königin der Heilpflanzen

Barbara Simonsohn

Verlag: Jim Humble Verlag

Jim Humble Uitgeverij B.V.
Postbus 1120
6040 KC Roermond
Niederlanden

www.jimhumbleverlag.com

1. überarbeitete Neuauflage: Juli 2017
2. Auflage: 2018
3. Auflage: 2019
4. Auflage: 2020
5. Auflage: 2021
6. Auflage: 2022
7. Auflage: Januar 2023
8. Auflage: Dezember 2023
9. Auflage: September 2024

ISBN: 978-9088-79-170-3

Fotos:
Hannelore Klabes
Heidi Güpner
Peter Klock von Südflora Baumschulen

Für ALLES ist EIN Kraut gewachsen!

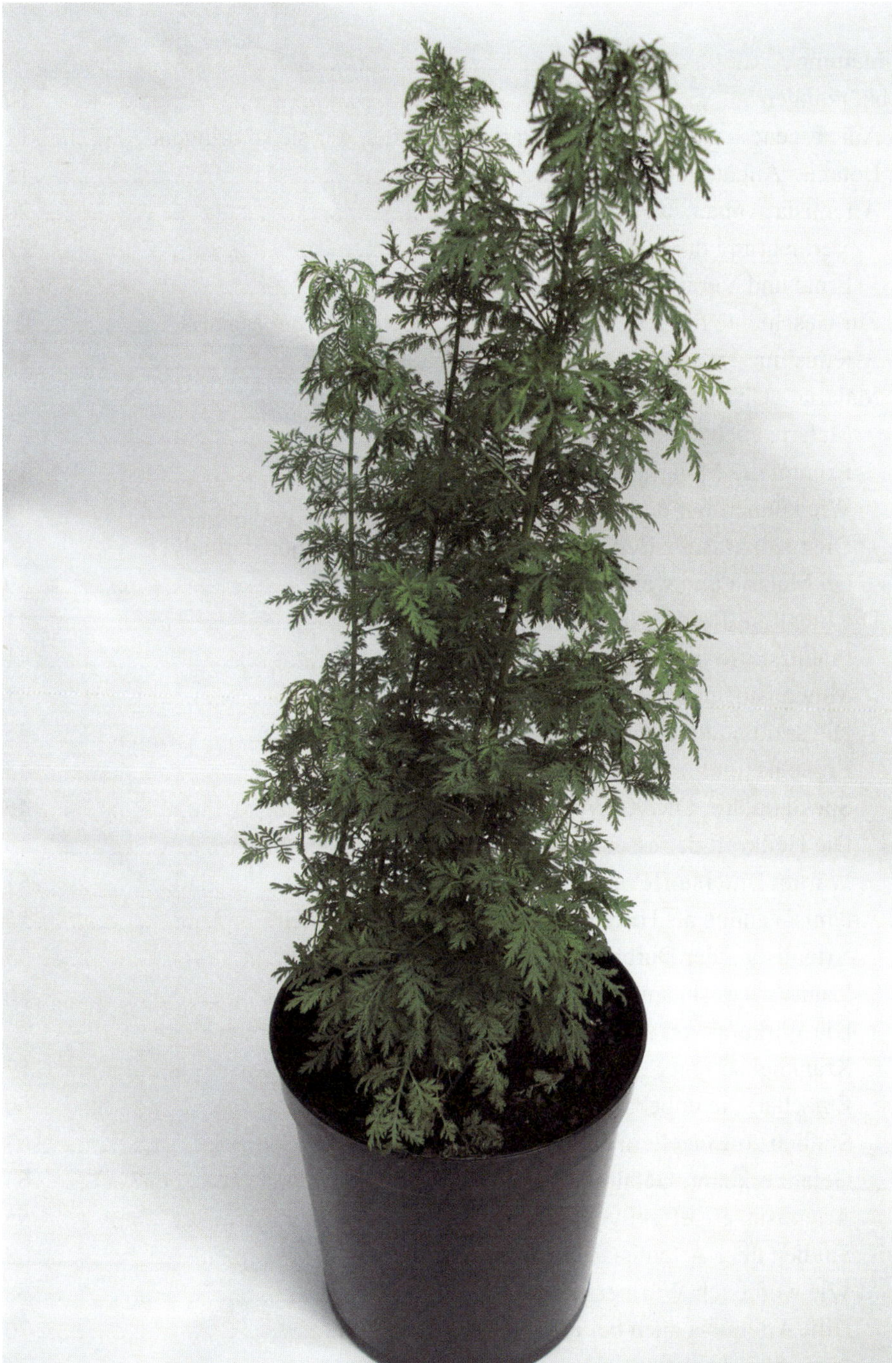

INHALTSVERZEICHNIS

EINLEITUNG

Ich habe schon viele Bücher und Bestseller über Superfoods, besonders vitalstoffreiche Lebensmittel, geschrieben: Gerstengrassaft, Papaya, Chia, Moringa, die Afa-Alge, Baobab-Fruchtpulver, Hanfsamen, Sibirische Zedernnüsse... und eigentlich war ich schon etwas Superfoodmüde. Meine letzten drei Bücher gingen deshalb auch um andere Themen: Fasten leicht gemacht, Entsäuerungs- oder Azidosetherapie und Reikischule für Einsteiger.

Nach kurzer Recherche war ich wie elektrisiert. Was ich danach in Forschungsberichten, Büchern, Erfahrungsberichten las, hat mein Elektrisiertsein noch verstärkt. Ein nüchterner Forscher, Dr. Thomas Efferth, geht so weit, Artemisia als „Kronjuwele in der Schatzkammer der TCM" (Traditionellen Chinesischen Medizin) zu bezeichnen. Warum? Wegen ihrer Multifunktionalität. Weil Artemisia so gut wie gegen alle Krankheiten wirksam ist. Ohne Nebenwirkungen. Und vor allem: uns vor so gut wie allem gesundheitlich Negativem schützt. Ob es nun Viren, Bakterien, Einzeller, Parasiten, Würmer, Entzündungen und Infektionen sind: **gegen all dies und noch viel mehr ist EIN Kraut gewachsen, und das ist Artemisia annua.** Das glauben Sie nicht? Lesen Sie mein Buch, und probieren Sie Artemisia selbst aus. Artemisia reinigt Darm, Blut und innere Organe, bringt unsere Abwehr auf Trab und wirkt sogar Demenz und Alzheimer entgegen. Unfassbar, aber wahr. Damit Sie mir nichts „glauben" müssen – denn „glauben" heißt nicht „wissen"! – habe ich jede Menge der vielen Hundert wissenschaftlichen Studien ausgewertet und zitiert. Alle meine Heilaussagen sind belegt, entweder durch Versuche im Labor oder am Patienten, oder durch Erfahrungsberichte. Eigene Erfahrungen durfte ich inzwischen auch machen. Sowie die meiner Katze, die seither wurmfrei ist (eine Kapsel Moringa Plus und etwas Artemisia-Blattpulver ins Futter, das war´s).

„Artemisia annua" – das klingt wie Musik, finde ich. Artemis ist eine griechische Göttin, Tochter der Leto und des Gottvater Zeus, und Zwillingsschwester des Gottes Apollon. Viele sehen sie als universellste und vielgestaltigste unter den weiblichen Gottheiten Griechenlands. Nach Homer hat Artemis Gewalt über Leben und Tod. Sie beschützt Mädchen, Frauen und Kinder. Wie ihr Bruder Apoll gehört sie zu den Unheil abwendenden, Segen spendenden Gottheiten. Reicher Ertrag der Felder und Herden, Eintracht und langes Leben werden als ihre Gaben gerühmt. Die Lydier und Phrygier sahen in der Göttin die befruchtende und unermüdlich alles ernährende Kraft der Natur. Schenkt nicht auch Artemisia annua Segen und ein langes und gesundes Leben?

Und die geballte Kraft von Mutter Natur? Der Artemis geweihte prachtvolle Tempel zu Ephesus galt als eines der sieben Weltwunder der Antike, von denen heute nur noch die Pyramiden Ägyptens zu bewundern sind. Artemis wurde als die Geburt befördernde Göttin und Schutzpatronin der Hebammen verehrt. Von ihr wurden leichte Geburten erfleht. Können wir auch mit Artemisia annua eine „Neugeburt" erleben? Antike griechische Schriftsteller verbanden Artemis, dorisch Artamis, im Rahmen antiker Volkssagen zu artemes, was „heil und gesund" bedeutet. Werden wir nicht auch durch Artemisia annua heil und gesund? Natürlich waren ihr auch Beifuß und Wermut als heilige Pflanzen zugesellt. Überregional bekam sie den Beinamen „Kourotrophos", der sie als „Hüterin der Jugend" auswies. Ist nicht auch Artemisia annua eine „Hüterin der Jugend", der Jugendlichkeit in uns, egal in welchem Alter? Durch ihre vielen Brüste an ihrer Statue in Ephesus soll sie die Ernährerin aller Lebewesen verkörpern. Kann Artemisia annua auch uns optimal ernähren, plus unsere geliebten Haustiere? Auf jeden Fall galt Artemis als Fruchtbarkeitsgöttin. „Von holder Gestalt, wie keiner der himmlischen Götter" schreibt Hesiod über Artemis und Apollon in „Theogonie". Schenkt Artemisia annua auch göttliche Schönheit? Wer sich weiter mit der Mythologie von Artemis beschäftigen möchte: Anna Seghers veröffentlichte 1938 ihr Buch „Sagen von Artemis".

Die vielfältigen Wirkungen von Artemisia annua sind kein Märchen, auch wenn sie märchenhaft klingen. 2015 bekamen eine Japanerin und eine Chinesin den Medizin-Nobelpreis für ihre Entdeckung von Artemisinin aus der Artemisia-Pflanze als Malaria-Mittel. Dass Artemisinin auch gegen Krebs, HIV-Viren und vieles andere wirkt, das entdecken die Wissenschaftler erst nach und nach. Im alten China wusste man bereits, dass diese Pflanze ein Allround-Heilmittel, wenn nicht gar Allheilmittel darstellt. Das Ganze ist mehr als die Summe der Teile. Erst in den letzten Jahren beschäftigen sich die Forscher mit Artemisia als ganze Pflanze, in Form von Tee oder Blattpulver oder Kalt-Auszügen. Die Symphonie der Nährstoffe, ihre synergetischen sich unterstützenden Wirkungen, werden noch manche positive Überraschung bereithalten.

Ich danke an dieser Stelle allen Forschern, die sich mit Artemisia annua beschäftigt haben und beschäftigen, und die sich nicht von ihrem oft steinigen Weg abbringen lassen. Ich bin voller Dankbarkeit für diejenigen Menschen, wie die „Artemisia-Frau" Hannelore Klabes, die mit Artemisia annua und Moringa Projekte in den ärmsten Ländern Afrikas durchführen, um den Menschen dort vor Ort eine preiswerte Nahrungsgrundlage, Hausapotheke und Erwerbsquelle zur Verfügung zu stellen.

Wenn wir nicht schaffen, Arbeitsplätze vor Ort in Afrika selbst bereitzustellen und Menschen dort eine Perspektive für eine lebenswerte Zukunft zu schenken, werden bald noch viel mehr Menschen an die Türen der Wohlstandsländer klopfen. Während ich dies schreibe, im Juli 2017, ist gerade ein politischer Streit entbrannt, wie man den Zustrom afrikanischer Flüchtlinge nach Italien regulieren kann. Es gibt keine „Mauer", die so hoch ist, dass sie nicht von Menschen in Not überwunden wird. Wir müssen die Not vor Ort lindern, und das ist mit Artemisia annua, Moringa und Baobab möglich. In Afrika selbst können diese hochwertigen pflanzlichen Rohstoffe verarbeitet werden und auf den lokalen Märkten, aber auch nach Übersee verkauft werden. Dann bleibt der Hauptteil der Wertschöpfung in Afrika selbst, und die Menschen profitieren vor Ort.

Artemisia annua lässt sich aber für alle, die einen „grünen Daumen haben", zuhause in unserem Klima anbauen! Diese Pflanze wächst auch bei uns, und sogar wild. Meine Artemisia-Pflanzen, von denen ich im März die Samen in die Erde gesteckt habe, sind draußen jetzt schon (Ende Juli) vierzig Zentimeter groß. Im Oktober werde ich vor der Blüte die Blätter auf meinem Dörrex-Trockengerät bei Rohkosttemperatur trocknen und mir einen Vorrat für den Winter anlegen. Die Blätter schmecken übrigens roh viel besser als getrocknet oder als Pulver. Das habe ich auch schon bei Moringa erlebt. Arbeit auf dem Balkon oder im Garten schenkt Freude, und auch man selbst wächst im Rhythmus der Natur.

Ein neuer Stern ist aufgegangen am Himmel der natürlichen Heilmittel. Möge dieses Kronjuwel aus der Schatzkammer der Traditionellen Chinesischen Medizin vielen den Weg zu strahlender Gesundheit ebnen. Und möge dieses Buch ein Beitrag dafür sein, dass viele den Wert dieser einzigartigen Pflanze erkennen und für sich, andere und unsere Seelen-Geschwister aus dem Tierreich nutzen.

ABKÜRZUNGEN

a.a.O. = am angegebenen Ort
Aftab. = das englischsprachige Grundlagenwerk zum Thema Artemisia annua. Siehe Seite 135 ganz oben.
bzw. = beziehungsweise
ebd. = ebenda
f. = und folgende Seite
ff. = und folgende Seiten
ggf. = gegebenenfalls
o.J. = ohne Jahrgangsangabe
o.O. = ohne Ortsangabe
S. = Seite
u. = und
u.a. = und andere (gemeint sind z.B. weitere Ko-Autoren)
vgl. = vergleiche
z.B. = zum Beispiel

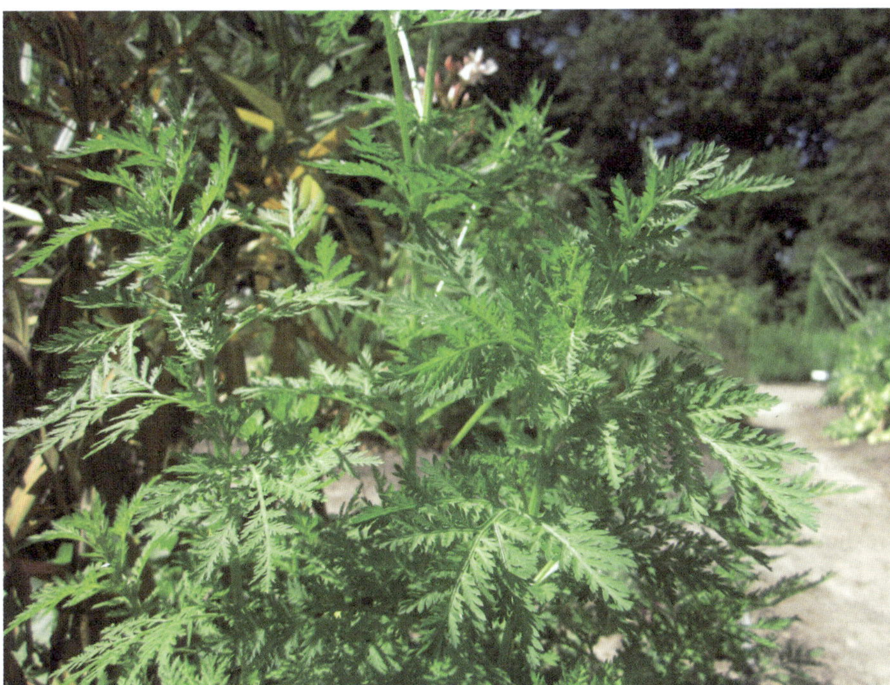

1. ADAPTOGENE – WAS IST DAS, UND WARUM BRAUCHEN WIR SIE SO DRINGEND?

Viele Menschen sind erschöpft. Sie nehmen dann Stimulanzien wie Kaffee oder Energy Drinks zu sich, um zu Höchstleistungen in der Lage zu sein. Immer mehr, auch junge, Menschen greifen zu Medikamenten und Psychopharmaka wie Ritalin und Fluctin, um sich zu „dopen", ihre Leistungsfähigkeit zu steigern. Dies ist potenziell gefährlich für unsere Gesundheit, weil wir über kurz oder lang im Burn-out landen, in der totalen Erschöpfung. Viele der legalen und illegalen Substanzen haben außerdem gravierende Nebenwirkungen. Einige können auch abhängig machen. Wir zahlen damit einen hohen, einen zu hohen Preis. Adaptogene sind eine gesunde Alternative, welche Körper und Seele mit den Stoffen versorgen, die uns leistungsfähiger auch und gerade in Stresssituation werden lässt. Gleichzeitig fördern wir noch unsere Gesundheit. Adaptogene bringen uns sozusagen Fitness von innen.

Adaptogen ist eine alternativmedizinische Bezeichnung für biologisch aktive Pflanzenstoffe, welche dem Organismus helfen, sich besser an körperliche und emotionale Stresssituationen anzupassen. Der Begriff wurde erstmals 1947 von dem russischen Pharmakologen Nicolai V. Lazarev geprägt. Er konnte nachweisen, dass es Wirkstoffe gibt, die dem menschlichen Organismus helfen, sich Stresssituationen besser anzupassen, indem sie die körpereigene unspezifische Abwehr steigern. Und das alles ohne irgendwelche Nebenwirkungen! Israel I. Brekhman untersuchte daraufhin Pflanzen auf spezifische adaptogene Eigenschaften. Er gilt daher als „Vater der Adaptogene". Das können Sie bei „Wikipedia" nachlesen. Adaptogene sind „in".

Im Jahr 2017 gab es in PubMed bereits 226 klinische und vergleichende Studien für das Wort Adaptogene bzw. Englisch „adaptogenic". Die Zahl der Publikationen steigt von Jahr zu Jahr exponentiell an, was das große Interesse von Forschern und der Öffentlichkeit widerspiegelt.

Der Name „Adaptogen" kommt von „adaptare" oder Englisch „to adapt", was „sich anpassen" bedeutet. Mit Adaptogenen können wir unsere Belastungs- und Stressresistenz erhöhen. Vielleicht haben Sie schon mal von „Resilienz" gehört, was „Widerstandsfähigkeit" bedeutet und auch innere Stärke mit einschließt. Einige Menschen können mit Umweltfaktoren wie Kälte, Hitze und Lärm wunderbar klarkommen, andere sind komplett überfordert damit.

Einige Menschen geraten beim geringsten Stress an ihre Grenzen, andere kommen sogar mit Schicksalsschlägen klar. Einige laufen unter sportlichen Wettkämpfen oder Prüfungssituationen zu Höchstleistungen auf, andere brechen zusammen.
Adaptogene können uns vor stressbedingten Erkrankungen schützen und Langzeitschäden von Dauerstress verhindern. Sie sind in der Lage, unsere Zellen und DNA vor stressbedingten Schäden zu schützen. Was sie ebenfalls bewirken, ist, unsere Aufmerksamkeitsspanne zu verlängern und unsere geistige Leistungsfähigkeit zu steigern. Sie erhöhen unsere Belastbarkeit und verbessern unsere Regenerationskraft zum Beispiel nach körperlichen und seelischen Höchstleistungen.
Adaptogene schirmen uns vor einem Übermaß an Stress ab wie ein Schirm. Sie optimieren die sogenannte Stressantwort, ein fein tariertes System von Schlüsselmediatoren wie stressaktivierter c-Jun N-terminalen Kinasen, Chaperonen, Stickoxiden und Cortisol. Diese Mediatoren stehen mit der Hypothalamus-Hypophysen-Nebennieren-Rindenachse in Verbindung. Beispiele aus der Botanik für Adaptogene sind Ginseng, Noni, Shiitakepilze, Reishi und Ling Zhi Pilze, der Mandelpilz, die Schisandra, auch Beeretraube genannt, die Schlafbeere, Rosenwurz, Ashwaganda, das indische Basilikum Tulsi, das „Kraut der Unsterblichkeit" Jiaogulan, Moringa, Maca und – die Neuentdeckung–Artemisia-annua.
(https://dx.doi.org/10.1016%2FS0091-3057%2803%2900112-6).
Über eine dieser Pflanzen, Moringa oleifera („Moringa – heilen mit dem Wunderbaum") habe ich einen Bestseller geschrieben (Jim Humble Verlag). Unter den Adaptogenen pflanzlicher Herkunft finden sich drei Hauptgruppen: Flavonoide und Polyphenole, Terpene mit den Untergruppen Triterpene und Saponine sowie Polysaccharide, darunter besonders Beta-Glukane. Alle diese bioaktiven Substanzen finden sich in Fülle in Artemisia annua.

Der Hautpmechanismus der Adaptogene, so Wikipedia, ist ein Stressnachahmender und hochregulierender Effekt des Hitzeschockproteins 70 oder Hsp70, welches zu den Chaperonen zählt. Dieser Eiweißstoff wirkt als Stress-Sensor verringert die Menge des zirkulierenden Cortisols und Stickoxids, die in Stresssituationen und unter Dauerstress vermehrt gebildet und ausgeschüttet werden. Indem das Niveau dieser beiden Stoffe nicht mehr uferlos ansteigen kann, verbessern sich mentale Leistungsfähigkeit und körperliche Ausdauer. (vgl. https://dx.doi.org/10.2174%2F157488409789375311).

Adaptogene helfen dem Organismus, sich körperlichen und seelischen Stresssituationen besser anzupassen. Die Mitochondrien, die Kraftwerke der Zellen, werden geschützt und bei sportlicher Betätigung bleiben die Laktatwerte niedrig. Während und nach Wettkämpfen wird die Regeneration gefördert. Die Ausschüttung von Stresshormonen wird durch Adaptogene reduziert und die Bereitstellung von ATP-Energie gesteigert. Erschöpfung und Ermüdung werden verringert. Adaptogene haben keinerlei Nebenwirkungen und werden gut vertragen.
Die eingangs erwähnten Stimulanzien hingegen verursachen bei längerer Einnahme im Gegensatz zu Adaptogenen Schlafprobleme und haben weitere unangenehme Nebenwirkungen. Stimulanzien erschöpfen nämlich auf Dauer die Nebennieren, welche wichtige Hormone herstellen und ausschütten. Sie stören auf Dauer das fein austarierte Zusammenspiel von Sympathikus und seinem Gegenspieler Parasympathikus bzw. Vagusnerv. Dies alles gilt nicht für Adaptogene. „Sowohl bei Einmaldosen als auch bei längerem Gebrauch weisen Adaptogene eine messbar kräftigende Wirkung auf, die sich in einer erhöhten geistigen und körperlichen Leistungsfähigkeit, besonders vor dem Hintergrund von Müdigkeit und Stress zeigt.“ (Wikipedia)

I. Brekhman hat eine klare Unterscheidung von Stimulanzien herausgearbeitet:

1. „Ein Adaptogen ist für den Körper, auch langfristig eingenommen, vollkommen unschädlich.
2. Ein Adaptogen steigert spezifisch die Widerstandskraft gegen ein breites Spektrum an physikalischen, chemischen und biologischen Einflüssen.
3. Ein Adaptogen erzielt eine normalisierende Wirkung auf den Stoffwechsel, unabhängig von der Richtung vorausgegangener pathologischer Veränderungen“
   (vgl. http://dispatch.opac.d-nb.de/DB=1.1/CMD?ACT=SRCHA&IKT =8&TRM=0066-4251).

Für mich ist es aufgrund der Inhaltsstoffe und Indikationsbreite klar, dass Artemisia annua zu den Adaptogenen gehört. Auch verbessert der Korbblütler die Stressantwort. Zahlreiche Studien zeigen, dass der einjährige Beifuß uns auf allen Ebenen – Körper, Seele und Geist – wieder ins Gleichgewicht bringt. Mit Adaptogenen optimieren wir sämtliche körperlichen Funktionen und damit auch seelische Prozesse. Wir fühlen uns den Herausforderungen des Alltags wieder besser gewachsen und können unser Potenzial ausleben. Wirksame Adaptogene – nicht jedoch Stimulanzien! – brauchen wir in meinen Augen heutzutage bei unserem stressbetonten Leben dringender denn je.

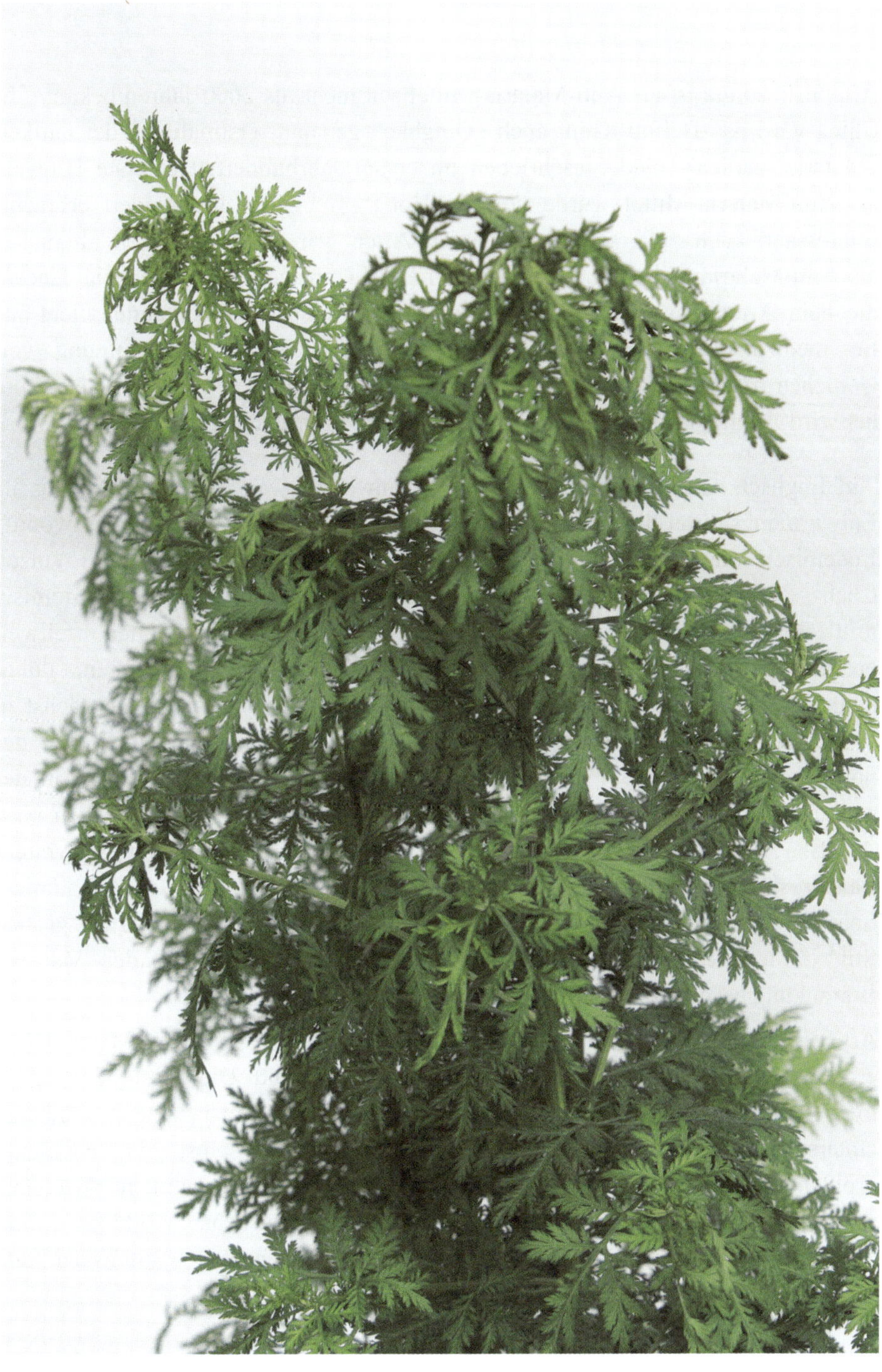

2. BOTANIK, ANBAU UND VERBREITUNG

Artemisia annua ist als Anti-Malaria-Mittel seit mehr als 2000 Jahren bekannt. In China wird das Beifuß-Kraut auch „Qinghao“ genannt, erstmalig in der antiken „Materia medica“, niedergeschrieben im ersten Jahrhundert. Der erste Hinweis als Anti-Malaria-Mittel wurde von Ge Hong im vierten Jahrhundert erbracht. Interessant: auch zwei weitere Artemisia-Arten waren in China seit alters her als Anti-Malaria-Mittel in Gebrauch, Artemisia apiacea und Artemisia lancea, die kein Artemisinin enthalten. Im alten China wurde Artemisia annua nicht nur für medizinische Zwecke verwendet, sondern auch zur Eindämmung von Gerüchen frisch Gestorbener auf Friedhöfen (vgl. Aftab, a.a.O., S. 96). Seit alters her wird Artemisia annua auch zur Vertreibung von Insekten genutzt.

Auf Englisch heißt die Pflanze „annual wormwood“, was auf seine Wirkung als Entwurmungsmittel hinweist, oder auch „sweet annie“ oder „sweet wormwood“. Endemisch oder ursprünglich heimisch in den nordchinesischen Provinzen Chahar und Suiyuan auf 1000 bis 1500 Metern Höhe, hat Artemisia mittlerweile die gemäßigten, subtropischen und tropischen Zonen weltweit erobert, und wächst auf allen permanent besiedelten Kontinenten, durch natürliche Verbreitung oder gezielte angepflanzung. Artemisia annua wächst in Halbwüsten und sogar Wüstengegenden, und in mittleren und Hochlagen der nördlichen Hemisphäre mit einer nur geringen natürlichen Verbreitung in der südlichen Hemisphäre. Auch in Europa und den Vereinigten Staaten von Amerika wächst der einjährige Beifuß wild und wird auch angebaut. Weitere Länder sind zum Beispiel Argentinien, Bulgarien, Frankreich, Ungarn, Italien, Spanien, und in Ex-Jugoslawien. Die Pflanze wird kleinbäuerlich und im großen Stil in tropischen Ländern angebaut, wo das Vorkommen der Malaria-Erkrankung besonders hoch ist.

Artemisia annua ist eine einjährige Pflanze, die bis zu zwei Meter Höhe erreicht, und deren Zweige abwechselnd angeordnet sind. Die engste Verwandte im Pflanzenreich ist der Absinth. Es gibt etwa 400 Artemisia-Arten, wobei die Unterscheidung der einzelnen Spezies voneinander selbst für Fachleute problematisch ist, weil sie sich morphologisch oft so sehr ähneln. Artemisia annua gehört zur Familie der Korbblütler oder Asterngewächse. Korbblütler sind zum Beispiel Sonnenblumen, Chrysanthemen, Löwenzahn, Gartensalat und Artischocke. Die krautige Pflanze ist einjährig.

Die Blätter verströmen dank ihrer ätherischen Öle einen betörenden Duft. Sie sind 2,5 bis 5 Zentimeter lang, ein bis drei Zentimeter breit und zwei- bis dreifach fein gefiedert. Die Blattzipfel sind kammförmig gesägt. Die Stängel sind meist völlig kahl. Die Blüten sind winzig, ähnlich wie bei unserem heimischen Beifuß, gelb, und in losen Rispen angeordnet, mit ihren nickenden Blütenköpfchen nur zwei bis drei Millimeter auseinander. Die Blütenstände sind körbchenförmig. Die Samenhülle ist ebenfalls winzig und nur einen Millimeter lang. Von Natur aus wird die Pflanze von Insekten oder Wind bestäubt (vgl. Aftab, a.a.O., S. 29). Sie braucht in der Blütezeit, die Mitte August beginnt, 13,5 Stunden Tageslicht (vgl. ebd. S. 97).

Heute wird Artemisia in vielen Ländern der Welt wegen der Gewinnung von Artemisinin angebaut, weil die synthetische Herstellung dieses Anti-Malaria-Mittels zu teuer ist und sich nicht rentiert. Die Sorten, die dafür verwendet werden, erreichen ihre höchste Artemisinin-Konzentration vor der Blüte am Ende ihres Wachstumszyklus. „Die Pflanze ist extrem robust und quasi frei von Krankheiten und Schädlingsbefall." (Aftab, a.a.O., ebd.) Hauptanbaugebiete sind China und Vietnam als Quelle von Artemisin und Rumänien für die Gewinnung ätherischer Öle. Artemisia annua wird aber auch im großen Umfang in China und Afrika angebaut. Auf dem afrikanischen Kontinent sind Nigeria und Kenia die Hauptanbauländer zur Gewinnung von Artemisinin. In Afrika nahm der Anbau Fahrt auf, nachdem die Weltgesundheitsorganisation WHO die Artemisinin-Kombinationstherapie ACT propagierte im Kampf gegen dic Parasiten, die Malaria auslösen, und die gegenüber zahlreichen Medikamenten resistent geworden waren. Artemisinin findet sich in den drüsigen Haaren der Blätter.
Der höchste Artemisinin-Gehalt wurde in Wildpflanzen gemessen. Eine Hybrid-Form, die in Zentralafrika kultiviert wird, weist bis zu 0,70% Artemisinin auf, in einigen Fällen sogar mehr als 1,4% von den getrockneten Blättern, wovon 40% durch eine einfache Tee-Zubereitung extrahiert werden könnten. Die wertvollsten Pflanzenteile sind Blätter und Blüten mit der höchsten Artemisinin-Konzentration. Die Produktion von einem Kilo Artemisinin erfordert etwa 1200 Kilogramm getrockneter Blätter von Pflanzen, die auf 1,2 Hektar angebaut wurden. Ich finde, das ist ein beträchtlicher Flächenbedarf.

Firmen gehen dazu über, Hybriden mit einem möglichst hohen Artemisinin-Gehalt zu kultivieren. Hybriden sind Pflanzen, die keine Samen mehr bilden und nur vegetativ vermehrt werden können. Ich betrachte sie als züchterische „Krüppel" und als gesundheitlich minderwertig. Auf Teneriffa werden ausschließlich ursprüngliche Sorten von Artemisia annua angebaut, keine Hybriden.

In Vietnam mit seinen besonders günstigen Anbaubedingungen werden Spitzenwerte von 20 Kilo Artemisinin pro Hektar erzielt.

Stecklinge wachsen fast zu 100% an. Diese Pflanzmethode ist aber teurerer als Säen. Obwohl die Pflanze sehr widerstandsfähig und robust ist, wird im industriellen Monokultur-Anbau doch die frühzeitige Verwendung von Herbiziden empfohlen, weil die jungen Setzlinge sehr sensibel auf Unkräuter reagieren. Der größte Feind der Artemisia annua-Pflanze stellt ein Pilz dar, der aber weniger als ein Prozent der Pflanzen befällt.

Artemisia annua ist von den Artemisia-Arten die bei Weitem am gründlichsten erforschte Spezies. Ihr Genom ist dennoch noch nicht endgültig entschlüsselt. So bleibt trotzdem noch viel Forschungsarbeit zu tun auch angesichts der Erkenntnis, dass die Pflanze die einzige Quelle des teuren Artemisinin darstellt und noch jede Menge weitere Inhaltsstoffe gesundheitliche Highlights bergen.

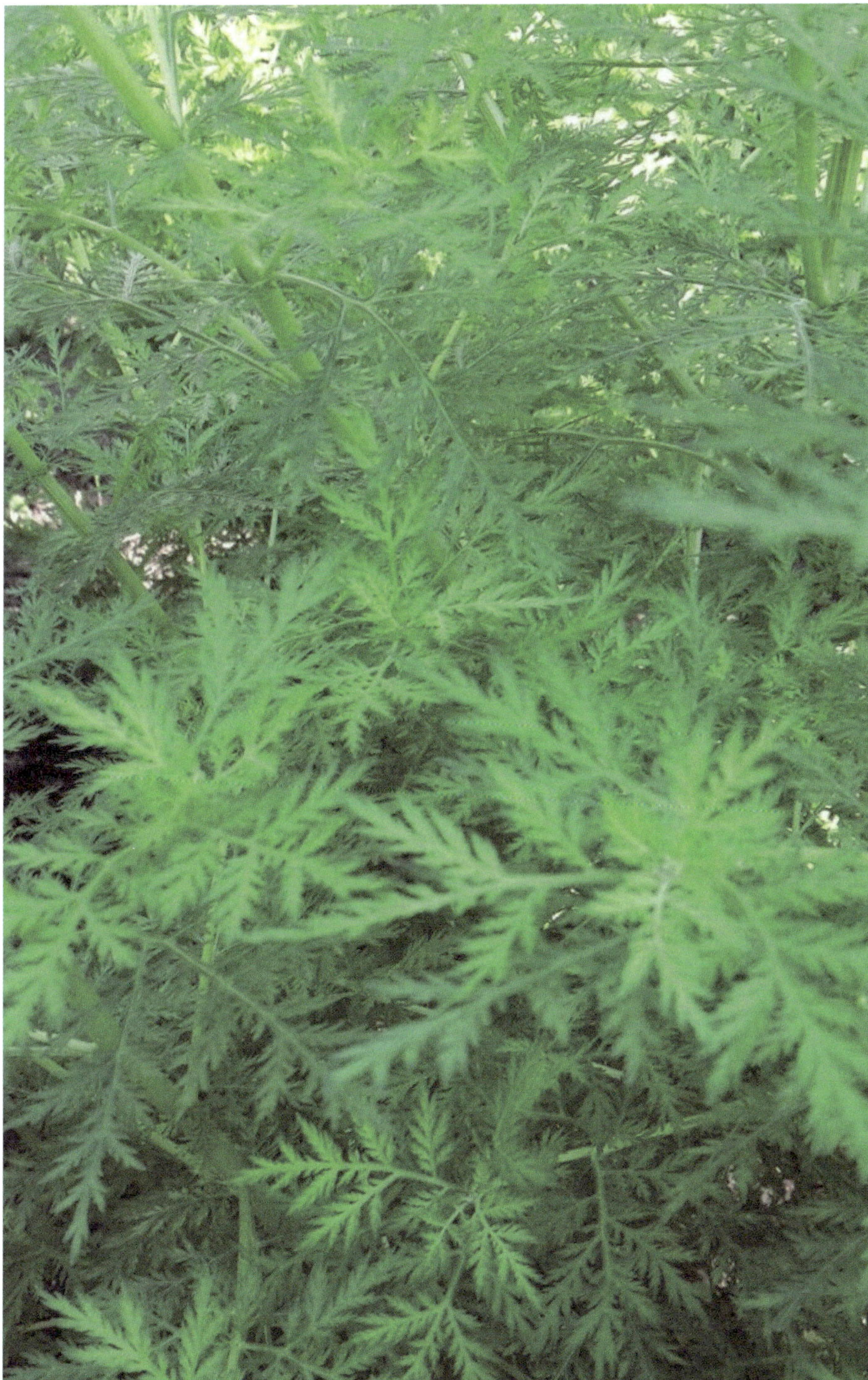

3. ARTEMISIA-ANBAU ZU HAUSE

Artemisia annua wächst auch in unseren Breiten, manchmal sogar wild. Wer Artemisia aus eigenem Anbau ernten will, kann dies im Garten tun. Allerdings ist das Kraut nur einjährig, sodass man es nicht draußen überwintern kann. Der Samen ist gut haltbar und verliert pro Jahr weniger als zehn Prozent seiner Keimfähigkeit, wenn er trocken und kühl aufbewahrt wird. Wer keinen grünen Daumen hat oder keine große Geduld: fertige Pflanzen kann man auch bestellen bei „Südflora Baumschulen", Tel. +49-151-28046585 (keine Hybriden).
Für Andreas Kraus vom MoringaGarden ist der Artemisia-Anbau ganz einfach: „Wir legen die Samen in Anzuchttöpfe und nach der Keimung raus aufs Feld, den Rest machen Sonne und Wasser. Das ist alles."

Wer Pflanzen oder Samen kauft, sollte darauf achten, dass es sich nicht um Hybriden handelt. Hybriden sind unfruchtbare und damit unnatürliche Pflanzen, die man patentieren lassen und damit viel Geld verdienen kann. Andreas Krause schreibt dazu: „Das ist der Unterschied zwischen Pharmaindustrie mit menschlicher Manipulation oder Natur. Der Natur und Gott ist nichts überlegen!"

In Europa sollten Sie schon im Februar Artemisia-Samen im Wohnzimmer oder, falls vorhanden, im Gewächshaus aussäen. Bei gutem Wetter können Sie die Pflänzchen ab April, sonst nach den Eisheiligen Ende Mai ins Freiland bringen. Artemisia-Pflanzen vertragen bis minus zwei Grad Celsius.

Sie brauchen Bio-Anzuchterde. Natürlich können Sie die auch selbst herstellen. Bewährt hat sich dafür ein Teil mindestens ein Jahr alte Komposterde, ein Teil Sand und ein bis zwei Teile Wasser. Komposterde können Sie preiswert in Ihrer Recycling-Stelle kaufen oder selbst im Kompostbehälter herstellen. Diese drei Komponenten vermischen Sie gründlich und kochen sie fünf Minuten aus, um alle eventuell vorhandenen Unkrautsamen abzutöten.

Sie brauchen nun kleine Anzuchttöpfchen aus Torf, die Sie in den Garten pflanzen können, ohne die empfindliche Pflanzenwurzel zu beschädigen. Sie graben einfach ein Loch und setzen das Töpfchen samt Pflanze ein. Im Gartencenter oder Baumarkt gibt es auch Plastikschalen, in denen man die Töpfchen setzt. Sie besorgen sich außer der kleinen Plastik-Schale mit Löchern noch eine größere ohne Löcher. Wenn es nur Pflanzschalen ohne Löcher gibt, bohren Sie in die kleinere welche hinein. In die kleinen Anzuchttöpfchen zum Beispiel „Jiffy"-Quelltöpfe, füllen Sie die Anzuchterde beziehungsweise Anzuchterde-Wassermischung etwa fünf Zentimeter hoch ein. Warten Sie, bis das überschüssige Wasser abgetropft ist. Die Samen sind klein. Sie können einen Samen pro fünf Zentimeter rechnen, also pro Töpfchen. Wichtig ist es, den Samen nur drauf zu streuen und nicht mit Erde zu bedecken. Das Saatbeet stellt man jetzt in die volle Sonne nach draußen. Mehrmals täglich gibt man die kleine Plastik-Pflanzschale in die größere, die man vorher mit Wasser gefüllt hat, damit das Wasser von unten nach oben dringen kann. Diese Bewässerungsmethode kennt man von Azaleen. Immer, wenn die Erde trocken aussieht, wiederholt man die Prozedur.

Schon nach drei bis sieben Tagen keimen die Samen. Wenn die Pflanzen zu eng stehen, weil man doch versehentlich zwei Samen in einen Jiffy-Quelltopf gegeben hat, muss man sie vereinzeln. Ein bis zwei Wochen nach der Aussaat kann man die Töpfe mit den Pflanzen in die Erde setzen. Die Töpfchen lösen sich auf. Sie können die Pflanzen vor Vogelfraß schützen, indem Sie das Saatbeet mit einem Maschendraht bedecken.

Deutschland ist im Winter „Dunkel-Deutschland", das heißt, die Tage sind kürzer als die Nächte. Wenn Sie im Winter Artemisia-Pflanzen ziehen möchten, müssen Sie sie mit mehr Tageslicht versorgen. Während der erste vierzehn bis zwanzig Nächte beleuchten Sie die Pflanzen. Sie brauchen dafür keine teure Pflanzenleuchte, sondern es reicht eine 25-Watt-Glühbirne. Glühbirnen bekommt man einschließlich der Fassung immer noch im Internet oder in ausgewählten Lampenläden als „Wärmemittel". Glühbirnen geben nicht nur Licht, sondern auch Wärme ab. Die Keimtemperatur beträgt zehn bis 30 Grad. Diese Glühbirne platzieren Sie ziemlich dicht an die Pflanzen mit nur drei bis fünf Zentimeter Abstand. Natürlich dürfen die Pflanzen nicht verbrennen, und die Erde darf nicht austrocknen. Die Artemisia-Pflanze ist ein Lichtkeimer. Daher braucht sie volle Sonne auf einem Fensterbrett nach Süden. Bei zwanzig Grad keimt die Pflanze nach etwa 7 Tagen. Die Erde sollte immer feucht gehalten werden. Wie schon gesagt, muss ähnlich wie bei Azaleen die Wasserzufuhr von unten erfolgen. Daher bitte keine Gießkanne verwenden!

Ab einer Höhe von etwa 15 Zentimetern dürfen die Pflänzchen ins Freiland. Wenn Sie ein Artemisia-Beet wollen, pflanzen sie mit 50 Zentimeter Abstand. Die Gartenerde sollte fruchtbar und locker sein. Wer Mischkultur zum Beispiel mit Salat oder Buschbohnen möchte, pflanzt Artemisia auf einen Meter und dazwischen die anderen Kulturen. Sind diese reif und können sie geerntet werden, machen sie dem weiteren Wachstum der Artemisia-Pflanzen Platz.

Das Beet sollten Sie regelmäßig hacken und gießen. Mulchen zum Beispiel mit angetrocknetem Rasenschnitt ist eine gute Idee. Rasenschnitt wirkt als Dünger und hält den Boden feucht. Dasselbe können Sie auch mit Beinwellblättern machen. Entweder haben Sie die Artemisia-Pflanzen bereits in fruchtbare Gartenerde gesetzt, oder Sie düngen mit organischem Dünger wie Hornmehl oder abgelagertem Pferdemist.

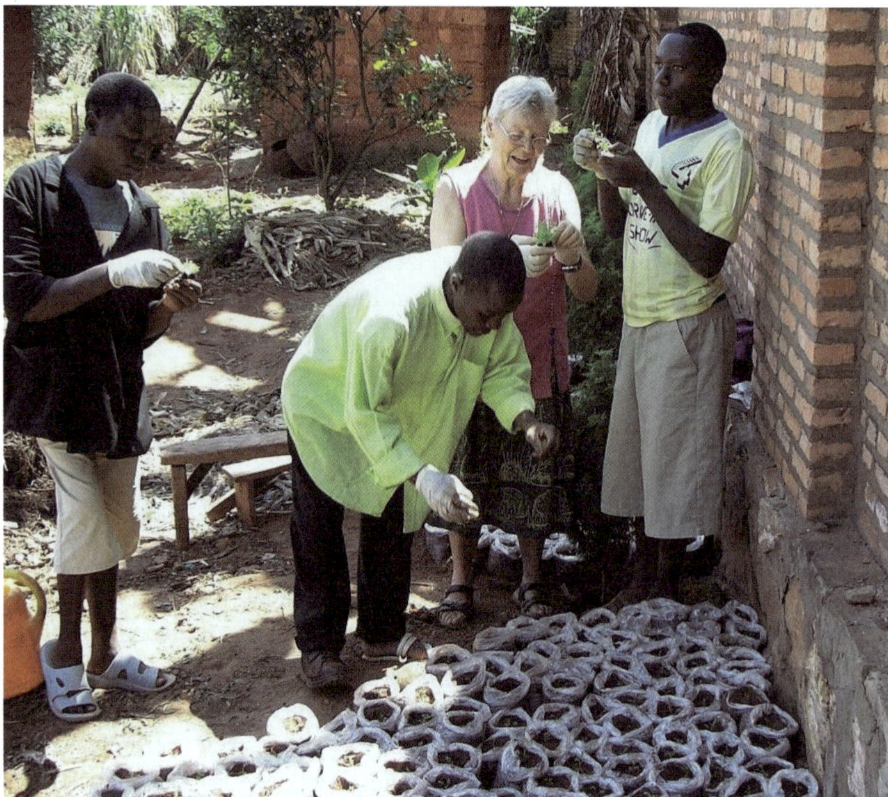

Frau Hannelore Klabes - Burundi 2007

Vermehrung durch Stecklinge

Artemisia ist ein Sensibelchen und braucht viel „Zuwendung“ in Form von Wasser und Licht. Falls Sie nur eine Pflanze durchgebracht haben, ist das überhaupt kein Drama. Sie können nämlich leicht Stecklinge ziehen. Von einer kräftigen Mutterpflanze, die etwa zwei bis vier Monate alt ist und noch nicht blüht, schneiden Sie mit einem scharfen Obstmesser oder einer Rasierklinge fünf bis zehn Zentimeter lange Zweigspitzen. Die untere Hälfte wird entlaubt. Jetzt nehmen sie einen Eimer oder eine Schüssel, die sie mit Wasser füllen mit etwas organischem Dünger.

Sie decken das Ganze mit Fliegengaze ab und befestigen diese mit einem Gummiband am Rand. Stecken Sie das Zweiglein von oben durch das Netz. Das Ganze kommt an einen hellen Platz, aber nicht in die volle Sonne. Riecht das Wasser schlecht, wird es gewechselt.

Alternativ können Sie schräg angeschnittene Stecklinge auch in ein Saatbeet mit Anzuchterde stecken. Auf halber Höhe steckt man die Stecklinge nun nicht in Wasser, sondern auf halber Höhe schräg in feuchte Erde. Die Schrägstellung fördert die Wurzelbildung. Dieses Anzuchtbeet stellt man wieder an einen hellen Platz, aber nicht in die volle Sonne.

Die dritte Methode besteht darin, dass Sie warten, bis die Pflanze mindestens 50 Zentimeter groß gewachsen ist. Sie schneiden bei allen unteren Zweigen die Hälfte der Zweige ab. Die verbliebenen Zweige biegen Sie nach unten und graben sie an der angeritzten Stelle in die Erde ein. Man kann auch die Zweige mit einem Stein beschweren. Nach etwa vier bis fünf Wochen bilden sich an den eingeritzten Stellen Wurzeln. Jetzt können Sie, ähnlich wie bei Erdbeeren, den Ableger von der Mutterpflanze trennen und an eine beliebige sonnige Stelle im Garten verpflanzen.

Ernte und Verarbeitung

Es geht bei der Artemisia-Pflanze um ihre nährstoffreichen und heilkräftigen Blätter. Wichtig ist es daher, die Pflanze vor der Blüte zu beernten, weil die Blätter dann am gehaltvollsten Sind. Später geht die Energie in die Blüten. Aus den Blüten kann man Tee machen, falls man einmal den richtigen Erntezeitpunkt verpasst haben sollte. Wenn Sie die ersten Knospen entdecken, ernten Sie einfach die gesamte Pflanze vollständig ab. Halten Sie einen Zweig fest und streifen Sie die Blätter kräftig von oben nach unten ab. Die Blätter geben Sie auf ein großes Brett und scheiden Sie sie mit einem Messer in 1 cm große Stücke. Diese Stücke breitet man sofort danach auf einer Plane aus und legt sie zum Vortrocknen in die Sonne. Danach trocknet man sie bei nur 50 Grad fertig. Ich verwende dazu ein Dörrex-Gerät von der Firma Stöckli mit Temperaturregelung, das es im Internet oder bei der Firma „Keimling“ gibt. Das Gerät arbeitet sehr stromsparend. Die Stiele wirft man nicht weg. Man kann sie ebenfalls trocknen und als Zusatz zu Tierfutter verwenden.

Danach, wenn der Tee völlig trocken ist, können Sie ihn in Gläser oder Plastikbeutel für Lebensmittel verpacken, abfüllen und dunkel und trocken lagern. Einen guten Tee erkennt man daran, dass er dunkelgrün ist, keine Blüten und Stiele enthält und frisch wie Heu riecht.

Der Tee – auch den, den Sie kaufen können - darf nicht gräulich oder bräunlich sein. Dann ist das Chlorophyll deaktiviert und daneben noch andere wichtige Inhaltsstoffe wie Fettsäuren zerstört. Für die Teezubereitung können Sie natürlich auch frisches Artemisia-Kraut verwenden. 25 Gramm frische Blätter entsprechen etwa 5 Gramm getrocknete Blätter.

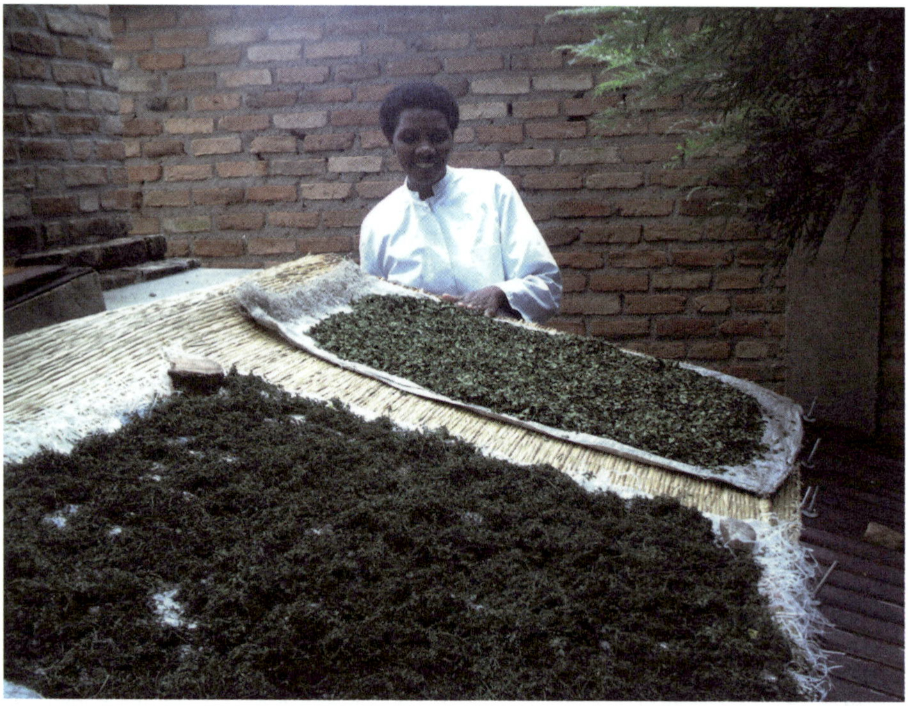

Reiche Ernte – Burundi 2007

4. ZUR GESCHICHTE DER ARTEMISIA-PFLANZE ALS HEILMITTEL BEI MALARIA

2011 ging der „Lasker DeBakey Clinical Research Award“ an die chinesische Professorin Youyou Tu in Anerkennung ihrer Wiederentdeckung von Artemisia als Heilpflanze für Malaria und der Isolierung von Artemisinin, des Hauptwirkstoffes dafür. 2015 wurde der mittlerweile 84-jährigen Wissenschaftlerin sogar die Hälfte des Medizin-Nobelpreises für ihre Forschungen verliehen. Malaria befällt etwa 500 Millionen Menschen pro Jahr und fordert jährlich etwa zwei Millionen Todesopfer (vgl. Aftab u.a., a.a.O., S. 27). Malaria ist damit weltweit die Todesursache Nummer 1 beim Menschen, gefolgt von Kriegen auf Platz 2. 41 Prozent der Weltbevölkerung leben in Gebieten, in denen Malaria vorkommt. Zahlreiche Touristen, die in Malaria-Gebiete reisen, sind gefährdet. Dr. Jorge F.S. Ferreira schreibt, dass der Überträger dieser Krankheit, die Anopheles-Mücke, schon in allen 48 kontinentalen US-amerikanischen Bundesstaaten gefunden sei und es jederzeit zu einem Ausbruch kommen könne. Malaria ist wieder im Kommen, weil die jahrzehntelang wirksamen Malaria-Mittel wie Chloroquin an Wirkung verlieren.

Indirekt hat die Entdeckung von Artemisinin mit dem Vietnamkrieg zu tun und der Zeit der Kulturrevolution unter Mao Tse-tung. Die Nordvietnamesen wandten sich an den „großen Bruder“ China um Hilfe, weil Malaria unter den nordvietnamesischen Soldaten grassierte, viele Todesfälle zu beklagen waren und kein wirk-sames Medikament zur Eindämmung der Seuche zur Verfügung stand. Daraufhin folgte eine in der Medizingeschichte beispiellose Initiative: das „Projekt 523“, gestartet 1967 in Beijing, an dem mehr als 500 Wissenschaftler und mehr als 60 wissenschaftliche Institute beteiligt waren. Das Ziel: neue Mittel zur Malaria-Behandlung durch das Screening von synthetischen Materialien zu finden, aber auch durch die Suche alter Rezepte der mehr als zweitausend Jahre alten Traditio-nellen Chinesischen Medizin TCM. Da es sich um ein militärisches Geheimprojekt handelte, erfuhr anfangs niemand außerhalb des Projektes etwas von diesen Forschungen und ihren Ergebnissen.

Im Januar 1969 fand die Professorin Youyou Tu eine vielversprechende Spur. Sie und ihre Mitarbeiter hatten mehr als 2000 Rezepte untersucht, in denen traditionelle Kräuter vorkamen, und fanden darunter 640 Rezepte, die eine Anti-Malaria-Wirkung nahelegten.

Darunter fiel den Forschern ein Extrakt von Artemisia annua L., chinesisch „Quinghao“, ins Auge, eine Beifußart, die das Wachstum der Malaria-Parasiten um 68% reduzieren sollte. Als Professorin Tu eigene Studien mit dieser Pflanze durchführte, erbrachten diese allerdings nur eine bescheidene Wachstumshemmung zwischen zwölf und vierzig Prozent. Woran mochte das liegen? Tu fand endlich in einer altchinesischen Schrift die Beschreibung eines effektiven Extraktes: „Nimm ein Büschel Quinghao, weiche dies in 0,4 Liter Wasser ein, wringe das Kraut aus, um einen Saft zu gewinnen, und schlucke ihn ganz.“ Dieses präzise Rezept fand sie im „Handbuch der Rezepte für Notfälle“, geschrieben von Ge Hong, der zwischen 283 bis 343 während der Jin-Dynastie lebte. Daraufhin erkannte Tu, dass die üblichen Methoden des Kochens und Extrahierens bei hohen Temperaturen einen Teil der heilkräftigen Inhaltsstoffe unwirksam machten. Sie wechselte fortan zur althergebrachten Extraktion bei niedrigen Temperaturen.

Der dadurch gewonnene Extrakt wurde weiter behandelt, indem ein Säurebestandteil entfernt wurde, der keinerlei Anti-Malaria-Wirkung besitzt. Dieser Auszug mit der Nummer 191 wurde an Mäusen, die an Malaria erkrankt waren, getestet. Die Plasmodien, Erreger der Malaria-Krankheit, wurden zu 100% abgetötet. Das war im Oktober 1971. Im März 1972 stellt die Professorin ihren Kollegen vom Projekt 523 ihre Forschungsergebnisse vor. Alsbald wurden in China hochwertige Artemisinin-Kristalle hergestellt, die eine gute Anti-Malaria-Wirkung aufwiesen aufgrund eines Lactons mit einem Endoperoxid, das für die Anti-Malaria-Wirkung verantwortlich ist.

Danach fanden klinische Studien statt, welche die Wirkung von Artemisinin mit dem bis dahin gebräuchlichen Anti-Malaria-Mittel Mefloquin verglichen. Diese Studien am Anfang der 1980er Jahre empfahlen eine Kombinationstherapie, um die Wirksamkeit zu verbessern, Artemisinin allein hat nur eine Halbwertzeit von drei bis vier Stunden, um die Entwicklung von Resistenzen zu verhindern, die über kurz oder lang alle Malaria-Monopräparate unwirksam gemacht hatten.

Nick White arbeitete als Professor erst in Oxford, dann in Thailand. Er erfuhr dort von der bedeutenden Entdeckung der Chinesen. White bestätigte durch seine Forschungen die Überlegung, dass ein weiteres Medikament nötig sei, um die Malaria-Parasiten vollständig abzutöten, damit es nicht zu Rückfällen kommen kann. Ein solches Kombinationspräparat mit dem Artemisia-Bestandteil Artemisinin ist jetzt weltweit Standard in der Malaria-Therapie. 2010 bekam Nick White den kanadischen „Gairdner Award“ für seine wertvolle Forschungsarbeit.

Im Rahmen des Projektes 523 wurden eine Reihe von Kombinationspräparaten mit der Grundlage Artemisinin entwickelt mit den Wirkstoffen Lumefantrin, Piperaquin und Pyronaridin. Die Hoffnung der Forscher, dass sich gegenüber den Artemisinin-basierten Kombinationspräparaten keine Resistenzen entwickeln würden, hat sich allerdings nicht ganz erfüllt. 2005 wurden die ersten Resistenzen in Südostasien beobachtet. Gegenüber dem jahrzehntelang verwendeten Malaria-Mittel Quinin haben die Malaria-Plasmodien Resistenzen gebildet, sodass es nicht mehr wirkt. Als ich 1995 und 1996 Entwicklungsarbeit auf Haiti leistete, erfuhr ich dort, dass die Malaria-Prophylaxe Resorcin dort nicht mehr greift. Der Malaria-Erreger war dort gegen dieses Medikament resistent geworden.

In Afrika wurde parallel zur Einführung von Kombinationspräparaten mit Artemisinin ein Insektizid gegen den Malaria-Erreger, die Anopheles-Mücke, exzessiv versprüht, gegenüber denen die Mücke bereits Resistenzen entwickelt hat. Wenn diese Resistenzen sich breitflächig in Afrika verbreiten, werden dort noch mehr Menschen Malaria-Mittel benötigen, weil ihr Immunsystem durch die Abtötung des Malaria-Erregers verlernt hat, sich eigenständig mit ihm auseinanderzusetzen.

Die Entdeckung von Artemisinin durch die Professorin Youyou Tu und ihre chinesische Kollegen bietet Hoffnung und stellt eine herausragende Leistung in der Medizingeschichte dar. Sie hat den Fokus der Welt auf eine Pflanze gelenkt, die vielleicht noch viel mehr zu bieten hat als Artemisinin. Was, wenn die GANZE Pflanze noch wertvoller ist im Kampf gegen Malaria und andere Geißel der Menschheit wie Krebs oder Borreliose? Und zwar so, wie die Natur sie uns dar-bietet: ganz, roh und bestenfalls bei Rohkosttemperatur getrocknet und pulverisiert? Kann man mit der Artemisia-Pflanze eventuell sogar nicht nur schwere Krankheiten heilen, sondern sie vielleicht auch verhindern?

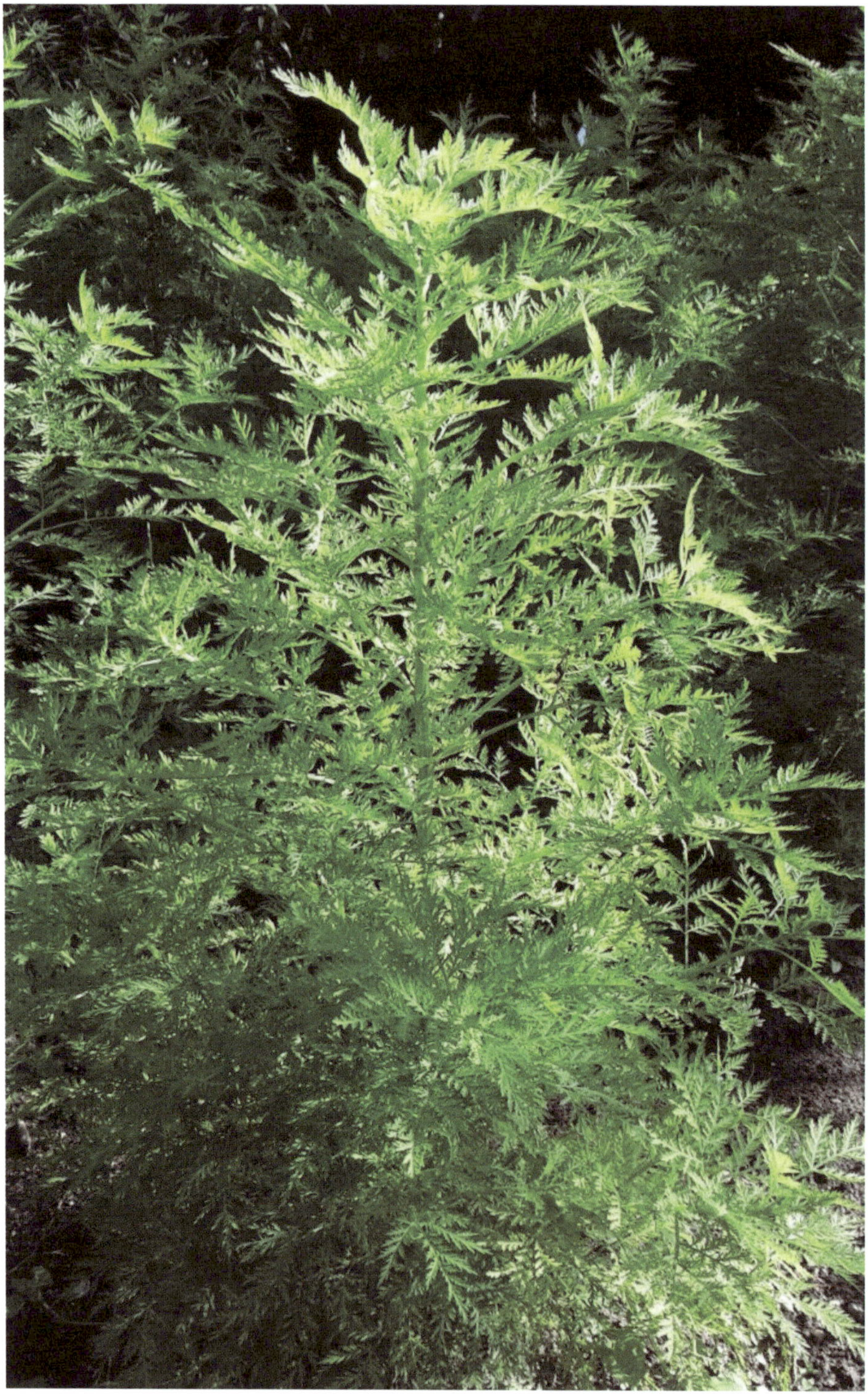

5. ARTEMISININ – WAS IST DAS?

Artemisinin oder Artemisinine sind Bestandteile des einjährigen Beifußes *Artemisia annua* , der in China wächst. Es handelt um ein Sesquiterpen, einen sekundären Pflanzenbegleitstoff, der in den Blüten und Blättern dieser Pflanze vorkommt. Die chemische Artemisininstruktur zeichnet sich durch ein Trioxanringsystem und eine Peroxidbrücke aus. Artemisin erlebte eine atemberaubende Erfolgsgeschichte als Bestandteil von Malaria-Mitteln. 2015 wurde die Entdeckerin dieses Wirkstoffes, die chinesische Professorin Youyou Tu, mit dem Medizin-Nobelpreis geehrt. Die Chinesen nutzten die Artemisia-Pflanze schon seit mehr als 2000 Jahren zur Bekämpfung von Malaria und anderen Krankheiten.

Das Geheimnis ihrer Wirkung gegenüber den Malaria-Erregern liegt in ihrer Reaktion mit Eisen begründet, das sich in besonders hoher Konzentration in den Malaria-Erregern finden. Wenn Artemisinin in Kontakt mit Eisen kommt, wird eine chemische Reaktion ausgelöst, durch die freie Radikale gebildet werden, welche die Malaria-Parasiten zerstören. Die Zellmembran wird durchlöchert und die Erreger quasi auseinander gerisssen.

Artemisinin hat, so ergeben neuere Studien, eine ähnlich zerstörerische Wirkung auf Krebszellen. Krebszellen enthalten viel mehr Eisen als normale Zellen. Nimmt der Krebskranke Artemisinin zu sich, kommt es zu einer vergleichbaren Reaktion wie bei der Malaria-Erkrankung, nur, dass es dieses Mal die Krebszelle trifft. Innerhalb der Krebszelle kommt es zu einer massiven Freisetzung von Sauerstoffradikalen, sodass die Krebszelle vernichtet wird. Gesunde Zellen, die viel weniger Eisen enthalten, bleiben von dieser Reaktion verschont. Im Gegensatz also zu Strahlen- oder Röntgentherapie arbeitet Artemisinin selektiv. Um den Eisengehalt der Krebszelle zu erhöhen, werden Krebspatienten Eisenpräparate verabreicht. Damit wird die Wirksamkeit von Artemisinin gesteigert (Näheres dazu im Kapitel über Krebs in diesem Buch).

Gegenüber Artemisinin können Malaria-Erreger Resistenzen entwickeln, das heißt Widerstandskräfte. In Kambodscha und Myanmar sind Resistenzen bereits aufgetreten (vgl. Aftab u.a., a.a.O., S. 81). Ein weiteres Manko ist bei der Gabe von Artemisinin allein die geringe Halbwertzeit. „Dadurch wird es unwahrscheinlich, alle Parasiten während der Behandlungsphase zu eliminieren, was zu einem Wiederaufflackern der Krankheit führen kann“ (ebd.).

Durchgesetzt hat sich als Anti-Malaria-Therapie daher eine Kombinations-Therapie ACT (Artemisinin Combination Therapy) aus Artemisinin und einem weiteren pflanzlichen Wirkstoff. Aber auch bei diesem Medikament sind bereits Resistenzen aufgetaucht (vgl. dazu auch zu Biesen, Caroline Meier, S. 82). Sowohl bei Malaria als Therapie und Prophylaxe als auch als Anti-Krebs-Medikament sprechen neue Studien dafür, dass noch weitere der mehr als 600 biologisch wirksamen Inhaltsstoffe der Artemisia-Pflanze gegen Malaria und Krebs wirksam sind und es sich vermutlich um eine synergetische Wirkung handelt, bei der einzelne Stoffe im Verbund wirksamer sind, als wenn sie allein vorkommen. Das Ganze ist sozusagen mehr als die Summe seiner Teile. Forscher beobachteten, dass die Bioverfügbarkeit des Artemisinin in der ganzen Pflanze höher ist als Artemisinin allein. Sie fanden heraus, dass viele weitere Inhaltsstoffe in der Artemisia-Pflanze wie Terpene, Phenolsäuren, Flavonoide, Polysaccharide und Coumarine gegen Plasmodien, aber auch Viren, Bakterien und Pilze wirken (vgl. Aftab u.a., a.a.O., S. 64 ff und zu Biesen, a.a.O., S. 323 ff). Zu den Stoffen, die in Artemisia annua gegen Malaria effektiv sind, zählen die sekundären Pflanzenstoffe Artemetin, Castisin, Chrysoplenetin, Chrysoplenol-D, Cirsilineol, Ascaridole, Eupatorin, Ölsäure und Quercetin[1]. Die Synergie-Effekte der verschiedenen Inhaltsstoffe im Blatt-Tee und Blatt-Pulver erhöhen die Wahrscheinlichkeit, Resistenzen zu verhindern, weil sich Malaria-Erreger und andere Krankheitskeime gegen ein ganzes Arsenal von Wirkstoffen gleichzeitig zur Wehr setzen müssen und damit zu einem Mehrfrontenkrieg gezwungen sind.

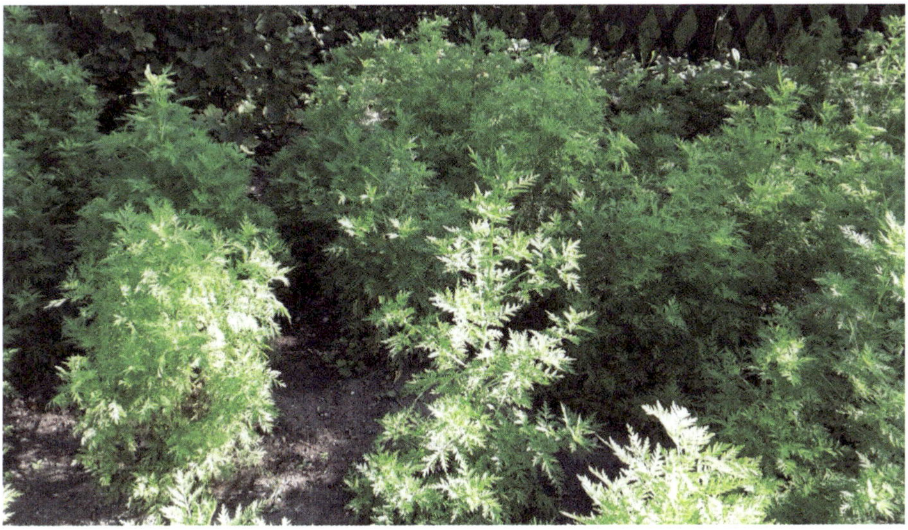

6. MALARIA – ÜBERTRAGUNG UND SYMPTOME

Die Erreger der Malaria gehören zur Gattung der Plasmodien, die als stammesgeschichtlich alte Parasiten hervorragend an eine schmarotzende Lebensweise angepasst sind. Sie vermehren sich in zwei Zyklen: einem ungeschlechtlichen Vermehrungszyklus im Wirt und einem geschlechtlichen Verbreitungszyklus mit anschließender Bildung der Verbreitungsformen auf wiederum ungeschlechtlichem Wege im Wirt. Der Wirt, in welchem die geschlechtliche Vermehrung erfolgt und Erregerüberträger sind Mücken der Gattung Anopheles, Nebenwirt ist der Mensch.
Der infektiöse Stich der Anophelesmücke ist kaum spürbar. Der Zusammenhang mit nachfolgenden Fieberschüben wird oft nicht gesehen. So blieb der Auslöser der Krankheit lange im Dunkel. Der Begriff „Malaria" kommt von „mala aria", was „schlechte Luft" bedeutet. Erst Ende des 19. Jahrhunderts gelang es, die Ursachen der Malaria aufzudecken. 1880 wurden Plasmodien als Verursacher der Malaria von Laveran entdeckt. Aber auch mit Chemotherapeutika und groß angelegten Mückenvernichtungsprogrammen gelang es bis heute nicht, die Malaria zu beherrschen oder sogar auszurotten. Eine Schwierigkeit ist die Resistenzentwicklung der Plasmodien gegenüber Medikamenten. Überträgermücken entwickelten Resistenzen gegenüber Insektiziden. 40% der Weltbevölkerung in den Tropen und Subtropen sind einem Malariainfektionsrisiko ausgesetzt. Jährlich gibt es etwa 110 Millionen Neuinfektionen und etwa zwei Millionen Todesfälle (vgl. Aftab u.a., a.a.O., S. 27). Die Weltgesundheitsorganisation WHO schrieb in ihrem Malaria-Report, dass es 2015 weltweit 212 Millionen Neuerkrankungen gab (vgl. „Hamburger Abendblatt" vom 16.1.2017: „Malaria – Gefahr auf Reisen"). Die meisten Todesopfer waren Kinder unter fünf Jahren, die in afrikanischen Ländern südlich der Sahara lebten.

Aus den Speichelzellen der blutsaugenden Anophelesmücke dringen während des Saugaktes Sporozoiten in die Blutbahn des Wirtes ein und siedeln sich innerhalb von maximal 45 Minuten in Leberparenchymzellen ab. Die Erreger sprengen nach einer Weile die Leberzelle und werden in die Blutbahn freigesetzt. Rote Blutkörperchen werden befallen. Die Erythrozyten verformen sich, was zu Mikro-embolien im Gehirn, Herzen oder Nieren führ. Dies kann beim Betroffenen der Malaria tropica zu Koma und Nierenversagen führen kann. Durch Stoffwechselprodukte der Parasiten kommt es zu Fieberschüben. Malaria lässt sich im Blut nur bei einem akuten Anfall nachweisen. Anfälle treten meist nachts auf.

Malariakranke haben einen Mangel an roten Blutkörperchen sowie einen Eisenmangel, gleichzeitig zu viele weiße Blutkörperchen und Blutarmut (vgl. Hana Bláhová, „Das Parasiten-Handbuch 2", S. 108 ff).

Bei Malaria tertiana und quartana kommt es zu den typischen namensgebenden Fieberkurven. Bei der Malaria tropica hingegen geht das Anfangsfieber in ein stets hohes Fieber um 40 Grad über. Malaria kann mit Gliederschmerzen und Kopfschmerzen beginnen. Das Fieber bei Malaria tertiana und quartana beginnt mit starkem Schüttelfrost, danach kommt es zu sehr hohem Fieber über mehrere Stunden. Schwächegefühl und Erbrechen können in dieser Phase auftreten. Die Symptome ähneln denen einer schweren Grippe. Lebensbedrohliche Verläufe sind bei diesen beiden Malariaformen im Gegensatz zur Malaria tropica selten. Bei Malaria tropica treten oft auch Darmbeschwerden und Hustenanfälle auf. Oft wird daher diese Krankheit als Bronchitis fehldiagnostiziert. Bei der Malaria tropica kann es zu Komplikationen kommen wie Atemnot, akutem Nierenversagen, Bewusstseinsstörungen, Blutdruckabfall oder Koma. Plasmodien greifen alle Körperorgane an, so dass die Symptome unterschiedlich sein können. Eine weitere Behandlung dieser lebensbedrohlichen Infektion muss in der Intensivstation erfolgen, die es oft in den betroffenen Gebieten Afrikas und Asiens nicht gibt. Im Laufe der Zeit schwächen sich die Malaria-Symptome ab. Was bleibt sind Gelenk- und Muskelschmerzen, Müdigkeit und Depression (vgl. Bláhová, a.a.O., S. 109).

Die relativ kurze Entwicklungszeit von 17 Tagen bei einer Temperaturerhöhung auf nur 20 Grad begünstigt die Ausreifung von Plasmodium vivax in heimischen Überträgermücken. Bei weiterem Anstieg der Temperaturen sinkt die Lebenserwartung der Mücken. In gemäßigten Breiten hat Plasmodium vivax die besten Aussichten, seinen Entwicklungszyklus in der Mücke zu vollenden und übertragen zu werden. Bei Malariafällen in Deutschland handelt es sich meistens um Malaria tertiana. Jedoch gibt es auch immer wieder das Auftreten der Malaria quartana und tropica (Bitter 1924, Klose und Eisentraut 1946, Schroeder 1950). Bei Malaria tertiana kann es zu einer langen Latenz mit anschließenden Fieberschüben kommen. Erst nach Monaten kommt es in der Regel zum Ausbruch des typischen Wechselfiebers. Es gibt eine komplexe Wechselbeziehung zwischen Parasit, Mücke, Mensch und Klima.

Malaria auch bei uns?

Spätestens seit der römischen Eroberung war Malaria auch bei uns, im gemäßigten Klima, heimisch. 1557/58 wurde Europa von einer Malaria-Epidemie erfasst. Ihr folgten bis in das 18. Jahrhundert hinein noch viele weitere.

Weite Teile Nord- und Mitteldeutschlands, insbesondere die Küstengebiete mit ihren Marschen und Mooren sowie die Stromgebiete der großen Flüsse hatten unter Malaria zu leiden (Hirsch 1860). In Ostfriesland betraf das „Tertianfieber“ oft schon Kinder. 1826 soll dort jedes zweite Kind an Malaria erkrankt gewesen sein (Hirsch 1860). In der Mehrzahl der Malaria-Fälle handelte es sich um Malaria tertinana, Anderntagsfieber, doch können auch die Erreger der Malaria quartana, Dritttagsfieber und Malaria tropica, Gallenfieber, von einheimischen Anophelesmücken übertragen werden, wie Beschreibungen aus jüngerer Zeit belegen (Bitter 1924). Bicker bezeichnete 1924 das „Sumpffieber“ als „die Landplage des Fränkischen Reiches“. Malaria hieß bei uns früher auch „Wechselfieber“ „Marschfieber“ „Ernteseuche“ oder „Dithmarschen-Krankheit“.

Wenn Sie denken, Malaria geht uns nichts an, irren Sie sich. Wissenschaftler gehen davon aus, dass Malaria durch die Klimaerwärmung zunehmend auch in den gemäßigten Klimazonen von Nord- und Mitteleuropa auftreten wird. Die Überträger-Mücken haben nämlich längst die Alpen überquert und sich zum Beispiel in der milden Rheinebene angesiedelt. Noch bis Anfang des 20. Jahrhunderts übrigens grassierte die Malaria-Erkrankung in Deutschland. Viele Menschen besonders im Rheintal erkrankten, und viele dieser Menschen starben. Das berühmteste Opfer kennen Sie bereits: Es war der Dichter, Dramatiker, Arzt, Philosoph und Historiker Friedrich von Schiller, der zwischen 1759 und 1805 lebte. Schiller schrieb mit dem Schauspiel „Die Räuber“ und vielen weiteren Werken Weltliteratur. Gemeinsam mit Goethe prägte er die Weimarer Klassik. Sie besuchten sich zehn Jahre hinweg fast täglich.

Schiller hatte im Juli 1783 in Mannheim die Stelle eines Theaterdichters angetreten, im gleichen Monat erkrankte er am „Nervenfieber“, wie Malaria damals genannt wurde. Nie wieder erholte er sich von der Krankheit, mit der er sich mit 23 Jahren infiziert hatte. Als es beruflich aufwärts ging – Schiller hatte den Titel „Hofrat“ vom Herzog Georg dem I. und eine Professur als Historiker in Jena bekommen – holte ihn die Krankheit ein. Gegen Jahresende 1790 erkrankte er lebensgefährlich, und Anfang Januar 1791 erlitt er in Erfurt einen Zusammenbruch, krampfartigen Husten und zeitweilige Ohnmacht. Ende des Monats und im Mai folgten weitere Anfälle. Wahrscheinlich hatte Schiller zusätzlich zu seiner Malaria-Erkrankung auch noch Tuberkulose. Im März 1805 starb er, vermutlich an einer akuten Lungenentzündung im Zusammenhang mit seiner Malaria-, Tuberkuloseerkrankung. Eine Obduktion ergab, dass Lungen, Nieren, Herzmuskel, Milz und Galle stark geschädigt waren. Goethe ließ sich auf dem Weimarer Friedhof „an Schillers Seite“ bestatten.

Kommt die Malaria nach Deutschland zurück?

Bis Anfang des 20. Jahrhunderts forderte Malaria vor allem im Rheintal viele Todesopfer. Berühmtester Leidtragender war Schiller. Spätestens 1920 aber galt die Tropenkrankheit hierzulande als ausgerottet. Diese Einschätzung gilt heute als verfrüht, weil am Ende des Ersten und Zweiten Weltkrieges eine Fieberwelle durch Deutschland lief. Zurückkehrende Soldaten brachten den Parasiten in ihrem Blut mit nach Hause. Der Sommer 1945/46 war überdurchschnittlich warm und feucht. Die Mücken konnten sich prächtig entwickeln. So kam es nach Untersuchungen der Universität Halle vielfach zu Malaria-Infektionen durch einheimische Anophelesmücken, mancherorts zu regelrechten Endemien. Als Beispiele werden die Fallzahlen aus Emden, Berlin und Hamburg aufgeführt. Um die Larven zu vernichten, wurde hauptsächlich DDT verwendet.

Die Überträgermücke gab es noch in Deutschland, und es gibt sie weiterhin. Die hiesige Überträgerin des Parasiten, die Stechmücke Anopheles maculipennis, hatte mit der Begradigung des Rheins ab 1817 seine Brutplätze verloren. Bei den niedrigen Temperaturen in Deutschland hat die Mücke ein weiteres Handicap. Ihr Lebenszyklus ist so langsam, dass eine Mücke etwa fünf Blutmahlzeiten braucht, bis der Einzeller infektiös ist. Die ortsansässige Anopheles-Art gewöhnte sich daran, Rinder zu stechen. Außerdem kann der Parasit in den Mücken des Rheintals kaum noch überleben, weil diese sich mittlerweile zu stark verändert haben.

Die Fälle der eingeschleppten Malaria im Gebiet der Bundesrepublik steigen seit 1960 stetig an. Dies betrifft seit 1991 auch die neuen Bundesländer mit einem deutlichen Anstieg der Fallzahlen. Neben heimkehrenden Tropenreisenden spielen Gastarbeiter und Asyl suchende aus Malariaendemiegebieten eine Rolle (Pöhn und Rasch 1993). Im „Hamburger Abendblatt" vom 16.1.2017 hieß es unter der Überschrift „Malaria – Gefahr auf Reisen": „2015 wurden dem Robert Koch-Institut (RKI) zufolge bundesweit 1068 Erkrankungen registriert – so viele wie nie zuvor. Vermutet wird, dass infizierte Flüchtlinge aus Afrika zu dem Höchststand beigetragen haben könnten."

Die gefährlichste Form der Malaria, **Malaria tropica**, ist nach Angaben deutscher Mediziner auch durch heimische Mücken übertragbar. Kinderarzt Andreas Rech vom Klinikum Duisburg berichtete darüber 1997 anhand der Ansteckung zweier Kinder (vgl.https://www.ncbi.nlm.nih.gov/pubmed/11737834 und „Spiegel online" vom 28.8.2001). Bisher hatten Mediziner angenommen, dass die Malaria tropica nicht durch heimische Mücken übertragbar ist. Britische Wissenschaftler haben jedoch herausgefunden, dass Malariaerreger sich in bestimmten Fällen auch in der heimischen Stechmücke Anopheles plumbeus entwickeln können. Eine Ansteckung vor Ort ist damit nicht mehr auszuschließen. Durch Touristen oder Einheimische könne der Erreger nach Deutschland gebracht werden. Viele Migranten habe den Erreger im Körper, sind aber selbst immun dagegen. Bei Deutschen jedoch kann die Krankheit bei Übertragung ausbrechen.

Die beiden Kinder, die im Sommer 1997 in Duisburg an der Malaria tropica erkrankt waren, waren im Krankenhaus, als ein an Malaria erkranktes Kind aus Angola in derselben Klinik lag. Ein Mückenforscher fand nahe der Klinik in einem wassergefüllten Astloch Larven der Mückenart Anopheles plumbeus. Diese Mücke ist mit der Anopheles-Mücke verwandt, die in den Ländern des Südens Malaria überträgt. Rech und ein Kollege schlossen daraus, dass der Erreger durch die Mücke übertragen wurde. Die britischen Forscher hatten unabhängig davon herausgefunden, dass die Mücke Anopheles plumbeus Malaria tropica übertragen kann.

Auch von einer anderen Seite droht Gefahr. Wenn die Erderwärmung weiter anhält, wie es von Klimaforschern vorausgesagt wird, könnten sich auch in Deutschland Anopheles-Mücken verbreiten. Spiegel online: „Experten rechnen damit, dass bereits wenige Grad Temperaturerhöhung eingeschleppte Mücken beispielsweise am Oberrhein wieder heimisch machen.“ Bei den meisten Arten beginnt schon bei 10 Grad die Entwicklung, die ab 25 Grad das Optimum erreicht. Mit steigender Temperatur erhöht sich die Blutverdauungsrate. Dadurch erhöht sich die Stechfrequenz und die Infektionsgefahr nimmt zu. Der tropische Erreger Plasmodium falciparum braucht eine Minimaltemperatur von 18 Grad bis zur Reife, in Europa verbreitete Erreger von 16,5 Grad. Die Entwicklung zum infektiösen Stadium beschleunigt sich mit zunehmender Temperatur. So braucht das Plasmodium vivat 17 Tage bei einer Umgebungstemperatur von 20 Grad, aber nur noch 9 Tage bei 25 Grad.

Hana Bláhová schreibt in Ihrem „Parasiten-Handbuch 2“: „Infolge der globalen Erwärmung ziehen die Mücken-Überträger immer weiter Richtung Norden. Ihre Anzahl stieg auch nach den Überschwemmungen der letzten Jahre an.“ (ebd., S. 106) Als Therapie empfiehlt sie übrigens Artemisia annua (ebd., S. 110). Im Artikel „Tropische Infektionskrankheiten erreichen unser Gebiet - Malaria-ansteckung in Zürich“ Gesundheitstipp 11/2000, wird von einem Malariafall in der Schweiz berichtet. Die Frau war noch nie in den Tropen gewesen. „Sie ist kein Einzelfall“, heißt es im Artikel. Sie wohnt nur 20 Kilometer vom Flughafen Zürich entfernt, wo Malaria-Mücken entdeckt wurden, die durch Flugzeuge aus afrikanischen Ländern eingeschleppt wurden.(vgl. ebd. S. 113)

Auch im Umkreis des Charles-de-Gaulle-Flughafens in Paris und Brüssel wurden Malaria-Fälle beobachtet. In der Südtoskana erkrankte eine Frau an der tropischen Malaria, die nie in den Tropen war und auch nicht im Umkreis eines Flughafens lebte. Ihre Nachbarin hatte sich in Indien mit Einzellern angesteckt, die sie über ihr Blut an die Mücke übertrug. Diese suchte sich als nächste Mahlzeit die italienische Nachbarin aus, die daraufhin erkrankte. Tropische Krankheiten wie Malaria tropica und mit ihnen auch die Überträger-Mücken breiten sich mit steigenden Temperaturen nach Norden aus.

In Deutschland ist die Malaria-Forschung eingestellt worden, weil Malaria als ausgerottet galt. Dies ist vielleicht ein großer Fehler. Auch weitere Tropenkrankheiten werden bei uns zur Gefahr. So schrieb das „Hamburger Abendblatt" am 27.4.2017 unter der Überschrift „Tigermücke ist Gefahr für Menschen", dass die Asiatische Tigermücke als Überträgerin von lebensbedrohlichen Krankheiten wie dem Denguefieber schon in Südeuropa zu Krankheitsausbrüchen geführt hat, sich immer weiter nach Norden ausbreitet und in Deutschland die größten Populationen in Heidelberg, Freiburg und Jena beobachtet wurden. 2015 hatte sie sich be-reits in 22 italienischen Provinzen ausgebreitet. Claudia Sigg, Ärztin für Tropenmedizin in Zürich, rechnet mit Dengue-Fieber-Fällen auch in der Schweiz, „denn es ist sicher, dass die Überträger sowie Viren gleichzeitig mit der Erwärmung des Klimas verbreitet werden." Helge Kampen vom Institut für Infektionsmedizin am Friedrich-Löffler-Institut: „Die Tigermücke stellt mittelbar eine konkrete Bedrohung für uns dar. Deshalb müssen wir sie bekämpfen." Die Schulmedizin kennt kein Heilmittel gegen das Dengue-Fieber, diese potenziell tödliche Infektionskrankheit.

Auch die gefährliche Sandmücke, Überträgerin der Infektionskrankheit Leishmaniose, wurde schon nördlich der Alpen zum Beispiel in Gießen, Bundesland Hessen, gesichtet, so Sven Klimpel vom Biodiversität und Klima-Forschungszentrum BiK-F (dpa t-online.de vom 5.8.2014, „Leishmaniose-Gefahr: Gefährliche Sand-mücke in Deutschland gesichert"). Noch nie zuvor sei eine Sandmücken-Art soweit nördlich gefunden worden. Die Mücke wurde bei einem bundesweiten Mückenmonitoring rund 500 Meter entfernt von bewohnten Häusern gefunden. Auch im Tessin wurde sie bereits entdeckt. Leishmaniose-Erkrankungen mit entstellenden Gesichtstumoren traten bereits in Spanien, Italien, Frankreich und Portugal auf. Das West-Nil-Virus wurde erstmals in Frankreich sowie Rumänien entdeckt. In Rumänien, USA und Israel hat es bereits die ersten Menschenopfer gefordert. Professor Bruno Gottstein vom Berner Institut für Parasitologie befürchtet eine Ausbreitung in ganz

Europa (vgl. Bláhová, „Parasiten-Handbuch 2", S. 117f). Dengue-Fieber, Malaria, Leishmaniose und West-Nil-Virus sind vielleicht nur die Vorhut. Die WHO hält es bei acht tropischen Krankheiten für „möglich" bis „sehr wahrscheinlich", dass sie sich unter andauernden Temperaturerhöhungen Richtung Norden ausbreiten werden (vgl. Bláhová, „Parasiten-Handbuch 2", S. 121).

Obwohl die afrikanischen Malaria-Gebiete weniger als die Hälfte der weltweiten Risiko-Gebiete ausmachen, sind 85% der Erkrankungen und Todesfälle in Afrika zu beklagen. Die Risikogebiete werden sich in Afrika bis 2020 um ca. 7% ausweiten. Die Zunahme der Risikobevölkerung wird bis zu 28% betragen, weil die künftig durch Malaria gefährdeten Gebiete dichter besiedelt sind als die gegenwärtigen Malaria-Gebiete, und die dort lebende Bevölkerung gegenüber der Krankheit nicht immun ist.

Wie können wir uns vor Malaria schützen?
Die effektivste Malaria-Prophylaxe

„Anamed" empfiehlt zur Malaria-Prophylaxe Moringa oleifera und Artemisia annua. Ich kenne einen Entwicklungshelfer, der seit vielen Jahren in vielen Ländern wie der Republik Kongo und Tansania Afrikas Permakultur-Projekte aufbaut. Er schützt sich auf diese Weise und ist noch nie an Malaria erkrankt. „Anamed" wertete Fragebögen zum Thema Malaria-Prophylaxe mit Artemisia annua aus. 91% der Befragten empfahlen eine Prophylaxe mit Artemisia annua (vgl. „Artemisia annua anamed", a.a.O., S. H10). „Anamed-Mitarbeiter haben herausgefunden, dass sie viel seltener als sonst, und meist nur schwächere, Malaria bekamen, wenn sie regelmäßig A-2 (eine bestimmte Artemisia-Züchtung) bekamen." (ebd., S. H8)

Auch große Firmen in Kamerun, Uganda und Burundi, so „Anamed", empfehlen ihren Mitarbeitern mittlerweile eine Malaria-Prophylaxe mit Artemisia annua. Anamed kennt Personen, die Artemisia annua ohne Problem schon Jahre lang einnehmen. Nach einem Tropen-Besuch sollte die Artemisia-Einnahme in Form von Tee oder Pulver noch mindestens drei Monate fortgesetzt werden. Zur Prophylaxe reichen 1,5 Gramm Artemisia-Blattpulver plus die gleiche Menge Moringa-Pulver, das sind zwei Mal ein gestrichener Teelöffel voll, gleich morgens einzunehmen. Alternativ kann ein Liter Artemisia/-Moringatee, die gleiche Menge auf 200 Milliliter kochendes Wasser, mindestens 15 Minuten ziehen lassen - gleich morgens vor dem Frühstück getrunken werden.

Die medizinische Bedeutung von Artemisia-Tee und Blattpulver bei Malaria und weiteren Krankheiten

Artemisa-Blatttee enthält neben vielen medizinisch wertvollen Stoffen auch Artemisinin. Allerdings wird die maximale Konzentration von Artemisinin schon dreißig Minuten nach Einnahme des Tees erreicht. Nur in hoher Konzentration kann die Vermehrung der Plasmodien, der Malaria-Erreger, verhindert werden. Die Gegner der Tee-Therapie bei Malaria sagen Artemisia-Tee sei unwirksam. Artemisinin sei schlecht wasserlöslich und der Wirkstoff hitzeempfindlich. Die Halbwertzeit von Artemisinin von nur drei Stunden wird als Ursache für eine hohe Rekrudeszenz- und Resistenzrate angesehen. „Rekrudeszenz" bedeutet „Wiederaufflackern" oder „Wiederverschlimmerung".

Dass auch Artemisia-afra-Tee aus der in Afrika heimischen Artemisia-Pflanze bei Malaria wirkt, ist erst einmal erstaunlich, weil Artemisia afra gar kein Artemisinin enthält. Dies zeigt: Es sind offenbar noch weitere Stoffe für die Anti-Malaria-Wirkung von Artemisia annua verantwortlich. Der Tee beider Pflanzen stellt ein natürliches Kombinations-Präparat dar. Daher wird die Entwicklung von Resistenzen sehr günstig beurteilt. Gegenüber einem oder zwei Stoffen kann der Körper viel leichter Resistenzen bilden als gegen eine Fülle von mehr als 600 Inhaltsstoffen!

Die ganze Pflanze wirkt anders und stärker als isolierte Stoffe. Der menschliche Organismus ist seit Jahrmillionen an ganze Pflanzen angepasst, nicht aber an einzelne Inhaltsstoffe. Vielfach besitzen die Inhaltsstoffe von Heilpflanzen wie Moringa, Gerstengrassaft, der Afa-Alge oder Artemisia synergetische Wirkungen. Die einzelnen Komponenten wirken so zusammen, dass das Ganze größer ist als die Summe der Teile. Man spricht auch von einer „Symphonie der Nährstoffe". Dieser Effekt wurde auch bei Artemisia-Tee belegt (Bilia u.a. 2002).

Medizinische Tests ergaben, dass die Menge an Artemisinin pro Milliliter Tee 26fach höher ist als die benötigte Menge, um den Malaria-Erreger Plasmodium falciparum an der Vermehrung zu hindern (vgl. Mueller u.a. 2000, S. 491 f; Bilia u.a. 2002, Heide 2006 S. 802). Es bekämpft den Fieber erfolgreich, und der Parasiten-Befall kann nach dem 14. Tag auf die von der WHO geforderte Menge gedrückt werden (vgl. Willcox u.a., 2004a, S. 7). Nur zwei Tage nach Beginn der Einnahme von Artemisia-Tee waren 77% der Patienten fieberfrei. In 88% der Fälle ging die Müdigkeit zurück, 92% der Patienten hatten keine Gliederschmerzen und Übelkeit mehr (vgl. zu Biesen, a.a.O., S. 329). Dem Argument, der Tee hätte eine zu geringe Heilungsquote, wird von einer Reihe von

Studien in China widerlegt, die eine nahezu 100-prozentige Wirkung bei der Behandlung von Malaria nachweisen bei der Verabreichung von Artemisia-Blättern als Pulver, Tee, mit Öl oder in Alkohol extrahiert (vgl. Räth u.a. 2004; Willcox u.a. 2004a; Ogwang u.a. 2012).

Tee-Befürworter sagen, dass der Antimalaria-Effekt von Artemisia-Tee auf andere sekundäre Pflanzenstoffe zurückzuführen ist. Dazu zählen Artemetin, Casticin, Chrysoplentin, Chrysoplenol-D und Cirsilineol. Im Tee und dem daraus hergestellten Pulver wurden noch weitere Stoffe mit Anti-Malaria-Effekt gefunden, die auf Malaria-Parasiten reagieren, wie Ascaridole, Eupatorin, Oleanolic-acid und Quercetin (vgl. Duke 1998; 2005). Zu den mehr als 600 aktiven Bestandteilen in Artemisia-Tee und –Pulver zählen volatile – flüchtige - Öle, Sesquiterpene, Monoterpene, Flavonoide und andere Pflanzenbegleitstoffe. Daher stärkt Artemisia das Immunsystem, schützt vor Infekten, wirkt schmerzlindernd, beruhigend, Brechreiz lindernd, krampflösend, Insekten abweisend, schädlingsbekämpfend und als Anti-malaria-Mittel (vgl. von Biesen, a.a.O., S. 329).

Wenn Artemisia-Tee nicht immer lange genug und damit ausreichend auf die Malaria-Erreger wirkt, wie sieht es aus mit dem Pulver in Rohkostqualität? Diese Art der Naturmedizin ist sicherlich noch wirksamer, da Artemisinin hitzeempfindlich ist (Mueller u.a. 2000: S. 488f). Vielleicht ist die Kombination von Tee und Rohkost-Blattpulver ideal. Durch die Teezubereitung hat man den vollen Nutzen der wertvollen Polyphenole. Die Rohkost-Qualität des Blattpulvers garantiert die volle Wirkung der Enzyme, Vitamine, Fettsäuren und des grünen Pflanzen-Farbstoffs Chlorophyll mit bakterienabtötender Wirkung. Artemisia annua ist SEHR grün, noch grüner als Moringa, was auf einen extrem hohen Chlorophyll-Gehalt hinweist.

Die Befürworter des Artemisia-Tees wie die Mitarbeiter von „Anamed“, Kirchen und weiteren Nichtregierungsorganisationen (NGOs) haben versucht, die Wirksamkeit des Tees durch Studien unter Beweis zu stellen. Das Dilemma: „Diese Akteure verfügen jedoch nicht über die finanziellen Ressourcen, die nötig sind, um umfassende klinische Studien durchzuführen.“ (zu Biesen S. 330). Dasselbe gilt für Studien mit Artemisia-Tee und Blattpulver bei weiteren Erkrankungen wie Krebs, Pilz- oder Wurmbefall. Es gibt allerdings so zahlreiche überzeugende Erfahrungsberichte und Einzelstudien, vor allem in den „Anamed“-Veröffentlichungen, dass ich zur Prophylaxe und Therapie die Kombination von Artemisia-Tee und -Pulver sowie ergänzend Moringa-Tee und -Pulver wärmstens empfehlen kann.

7. DIE INHALTSSTOFFE DER ARTEMISIA-PFLANZE

Inhaltsstoffe im Einzelnen

Untersuchungen zeigen, dass die Blüten und Blätter von Artemisia annua im Vergleich zu Stilen und Wurzeln reich an Eiweiß, Fett und Kohlenhydraten sind. Es sticht hier besonders der hohe Eiweißgehalt von 27,1% in den Blättern hervor. Die Blätter, Blattpulver aus in der Sonne getrockneten Blättern, bestehen zu 8,34% aus Fettsäuren und zu 10,5% aus Asche, die hauptsächlich aus Mineralstoffen besteht.

Was bei der Untersuchung von Ebiamadon Andi Brisibe u.a., „Nutritional characterisation and antioxidant capacity of different tissues of *Artemisia annua* L" auffällt, ist die niedrige Konzentration von so genannten „antinutritiven Substanzen", die nicht gesundheitsfördernd sind. „Diese Stoffe sind daher zu vernachlässigen." In den Blättern finden sich nur 120 Milligramm pro 100 Gramm Trockenmasse Phytate, 0,524 Milligramm Tannin, und 30,94 Milligramm Oxalsäuren. Die Forscher: „Das Niveau dieser antinutritiven Bestandteile ist sehr niedrig und so weit unterhalb der zulässigen Grenzwerte, dass keine Bedenken bestehen, die Nährstoffe dieser Pflanze für Mensch und Tier zu nutzen." (ebd. S. 1242)

Mineralstoffgehalt

Blüten wie Blätter enthalten hohe Konzentrationen von Eisen, Mangan und Zink. Weitere Mineralstoffe in Artemisia-Blättern sind **Kalium**, **Kalzium**, **Phosphor**, **Schwefel**, und **Bor**. In den letzten fünfzig Jahren hat die Konzentration von Mineralstoffen in unseren Lebensmitteln dramatisch abgenommen. Hauptursache ist die Düngung mit Kunstdünger. Sie führt dazu, dass Pflanzen zwar schneller wachsen, aber kaum noch Mineralien aus dem Boden ziehen, sondern hauptsächlich Wasser aufnehmen. Der Verlust an Mineralien in den letzten 50 Jahren betrug durchschnittlich mehr als 60% (vgl. WELT am SONNTAG Nr. 11 vom 18.3.2001 „Abnahme von Mineralien bei häufigen Gemüse- und Obstarten seit 50 Jahren"). Mineralstoffpräparate sind nicht die Lösung, weil der Körper darauf programmiert ist, Mineralien aus natürlichen Lebensmitteln im Verbund aufzunehmen.

Eisen zählt zu den wichtigsten Mineralstoffen und ist wichtig für gesundes Blut, für ein fittes Immunsystem, zum Aufbau von Enzymen, Neurotransmittern und Hormonen. **Zink** und **Mangan** finden sich ebenfalls reichlich in Artemisia annua-Blättern. Zink fördert die Wundheilung und unterstützt die Wirkung von mehr als 200 Enzymen. Außerdem ist dieser Mineralstoff zuständig für Insulinspeicherung,

Zellerneuerung und Koordination von Nerven, Gehirn und Muskeln. Mangan ist wichtig zum Aufbau von Knorpelgewebe und Bandscheiben. Die höchste Konzentration findet sich in Knochen, Leber, Bauchspeicheldrüse und Gehirn. Bei Frauen mit Osteoporose wurde ein Manganmangel im Blut festgestellt.

Kalium bringt uns ins Säure-Basen-Gleichgewicht und entspannt den Herzmuskel. Natrium ist der Gegenspieler von Kalium, und wir nehmen doppelt so viel Natrium oder Salz zu uns, wie es gesund wäre. Dieses „Entspannungs-Mineral“ entspannt das Herz und senkt dadurch einen zu hohen Blutdruck, Risikofaktor für Herzinfarkt und Schlaganfall. Kalium ist beteiligt an der Herstellung körpereigener Eiweiße und an der Verstoffwechslung von Kohlenhydraten.

Kalzium ist nicht nur wichtig für starke Knochen und Zähne. Unsere Knochen enthalten rund ein Kilo davon. In Artemisia ist Kalzium an Proteine gebunden und kann daher vom Körper viel besser aufgenommen werden als aus Kalziumtabletten. Kalzium pflanzlichen Ursprungs ist dem tierischen Kalzium überlegen, weil bei der Verstoffwechslung von Tierprodukten Säuren wie Purine entstehen, die durch Kalzium neutralisiert werden müssen. Dieses löst der Körper aus den Knochendepots.

Phosphor ist wichtig für den Energiestoffwechsel der Zelle, fürs Säure-Basen-Gleichgewicht und sorgt wie Kalzium für gesunde Knochen und Zähne. Außerdem unterstützt Phosphor den Körper bei der Aufnahme und Verwertung von Glukose.

Schwefelverbindungen sind Bestandteil vieler Proteine, bekämpfen freie Radikale, stärken das Immunsystem, gleichen den Blutzuckerspiegel aus und entgiften den Organismus. Nach Kalium und Phosphor ist Schwefel das dritthäufigste Element im Körper und findet sich in Knochen, Haut, Bindegewebe, Knorpeln und Gelenkkapseln.

Bor verbessert die Kalzium-Einlagerung der Knochen, beugt Prostatakrebs vor, die Wahrscheinlichkeit für Prostatakrebs sinkt durch ausreichende Bor-Versorgung um 65%, harmonisiert die Funktion der Schilddrüse, stärkt das Immunsystem, fördert Gedächtnis und Aufmerksamkeit, ist wichtig bei der Synthese von Vitamin D. 80% der Deutschen leiden unter Vitamin-D-Mangel und unterstützt die Zellteilung und -Regeneration. Indem die Kalziumausscheidung über die Nieren durch Bor verringert wird, steigt der Kalziumgehalt im Blut. Bor beugt Osteoporose vor. Außerdem auch Arthritis bzw. Gelenksentzündungen.

Jamaika hat den niedrigsten Borgehalt weltweit durch die Überdüngung der Zuckerrohrplantagen. 70% der Bevölkerung leiden dort unter Arthrose. Die Böden der Stadt Carnavon in Australien weisen einen hohen Borgehalt auf. Nur ein Prozent der Einwohner leiden unter Gelenkproblemen.

Die Forscher haben auch den **Eiweißgehalt** gemessen und die Zusammensetzung der Aminosäuren im Hinblick auf die Empfehlungen der Welternährungsorganisation WHO. „Es ist offensichtlich, dass die Pflanze ein sehr günstiges Gleichgewicht sowohl von essenziellen als auch nicht-essenziellen Aminosäuren aufweist." Die Konzentration essenzieller Aminosäuren in den Blättern der Artemisiapflanze ist höher als die WHO als Bedarf für Vorschulkinder definiert. Essenzielle Aminosäuren muss der Körper sich über die Nahrung zuführen, nicht-essenzielle kann er selbst herstellen. Die höchste Eiweiß-Konzentration findet sich in den Blättern. Das Aminosäuren-Spektrum ist sogar besser als der WHO-Standard für die meisten Aminosäuren.

Aminosäuren-Spektrum in Gramm pro 100 Gramm getrocknete Blätter
Essenzielle Aminosäuren

- Arginin 2,23
- Histidin 0,56
- Isoleucin 1,49
- Leucin 2,87
- Lysin 2,17
- Methionin 0,96
- Phenylalanin 2,25
- Valin 1,91
- Threonin 1,66
- Tryptophan – (Wert wurde nicht erhoben)

Nicht-essenzielle Aminosäuren

- Taurin – (Wert wurde nicht erhoben)
- Alanin 1,98
- Glycin 2,23
- Glutaminsäure 3,78
- Serin 1,40
- Aspartamsäure 2,10

Insgesamt 27,6 Gramm.

Hier beschreibe ich in Kurzfassung die wichtigsten Eigenschaften der **Aminosäuren** in der Artemisia-Pflanze. Der Körper braucht alle acht essenziellen Aminosäuren, um gesundes Gewebe aufzubauen. Fehlt nur eine dieser Aminosäuren in einer Mahlzeit oder kommt eine in einer zu geringen Menger vor, ist der Organismus nicht mehr in der Lage, aus den restlichen Aminosäuren Zellbausteine für den Gewebeaufbau zu bilden. Artemisia annua als auch Moringa enthalten das vollständige und ausgewogene Aminosäurenprofil, was selten im Pflanzenreich vorkommt.

Tryptophan ist wichtig für den Aufbau von Serotonin, dem Wohlfühl- und Glückshormon. Histidin wirkt Blutarmut entgegen und macht den Organismus widerstandsfähiger gegenüber Umweltgiften und Allergenen.
Isoleucin ist wichtig für gesundes Wachstum und gleicht den Blutzuckerspiegel aus.
Leucin sorgt für gesunde Knochen, gesunden Muskelaufbau, gesunde Haut und fördert darüber hinaus Heilungsprozesse. Lysin lagert Kalzium in die Knochen ein und bekämpft Viren. Methionin und Cystin fördern die Entgiftung des Organismus und zerstören freie Radikale. Phenylalanin und Tyrosin stärken unser Nervensystem und sind wichtig zum Aufbau von Botenstoffen wie Dopamin, der uns heitere Gelassenheit und Glücksgefühle schenkt.
Threonin ist der Grundstoff zur Bildung von Kollagen und Elastin, welche die Haut bilden und elastisch halten. Diese Aminosäure schützt auch Herz, Nerven und Leber.
Alanin reguliert den Blutzuckerspiegel und beugt Diabetes vor.
Aspartamsäure beugt Erschöpfung und Burn-out vor. Artemisia annua stellt eine hervorragende Quelle aller essenziellen und nicht essenziellen Aminosäuren dar und ist daher besonders für sportlich Aktive, Kranke, Geistesarbeiter und Kreative, Schwangere, Kinder, Jugendliche, Veganer und Menschen mit erhöhtem Eiweiß-bedarf durch Stressbelastung als täglicher Bestandteil ihrer Ernährung zu empfehlen. Artemisia-Eiweiß ist wie Moringa-Eiweiß leicht verdaulich, belastet den Körper nicht mit Fett, Säuren und Cholesterin wie tierische Eiweißquellen, und hat im Gegensatz zu Soja kein Allergie-Potenzial.
Der **Vitamin A-Gehalt** ist mit 0,3 Mikrogramm pro 100 Gramm bescheiden. Der **Vitamin-E**-Gehalt ist mit 22,63 Milligramm pro Kilogramm allerdings erfreulich hoch. Die Forscher merken an, dass der Vitamingehalt höher ausfallen würde, wenn nicht an der Sonne getrocknete Blätter, sondern gefriergetrocknete oder

frische Blätter untersucht worden wären. Vitamin E ist eines der wichtigsten Antioxidanzien, das der Entstehung von Krebs, Herzerkrankungen und verfrühten Alterungserscheinungen vorbeugt. Außerdem schützt es vor Umweltgiften, beschleunigt die Wundheilung, fördert die Fruchtbarkeit, wirkt antioxidativ, schützt die Fettsäuren besonders im Gehirn, beugt Blutarmut vor, hilft bei Nervenleiden, Herzerkrankungen und Immunschwäche.

Die antioxidative Kapazität

Die totale antioxidative Kapazität TAC, als die Summe der antioxidativen Kapazi-tät der hydrophilen und lipophilen Bestandteile, beträgt bei Artemisia annua mehr als 70.000 ORAC-Wert. Dieser bringt das antioxidative Potenzial eines Lebensmittels zum Ausdruck. Antioxidanzien bekämpfen erfolgreich freie Radikale, aggressive und zerstörerische Sauerstoffmoleküle, die zu Krankheiten wie Krebs und Demenz führen können. Der ORAC-Wert von Artemisia annua ist so spektakulär, dass ich ein eigenes Kapitel in diesem Buch darüber geschrieben habe. Verantwortlich für diesen Effekt sind u.a. Polyphenole, Purine, Flavonoide, Lipide, Kumarine und Steroide (vgl. Aftab, a.a.O., S. 12). Auch die essenziellen Öle haben eine antioxidative Wirkung. Zu den verantwortlichen Bestandteilen zählen Sesquiterpenoide, Flavonoide und Kumarine, Beta-Sitosterol, Stigmasterol, Beta-Galaktose, Kampher und Scopoletin, ein Kumarin. Auch Artemisinin gehört zu den Antioxidanzien. Dieses seltene Lakton Endoperoxid findet sich unter den etwa 400 Artemisia-Arten ausschließlich in Artemisia annua, dem einjährigen Beifuß.

Ergebnis

Die Forscher kommen zu dem Ergebnis, dass die Artemisia-Pflanze sehr beachtliche antioxidative Eigenschaften und einen hohen Nährwert besitzt. Bekannt sind ja die antibakteriellen, antientzündlichen und Anti-Tumor-Qualitäten vom einjährigen Beifuß. Die Forscher empfehlen ihn daher als Nahrungsergänzungsmittel für Wiederkäuer und andere Tiere. Sie heben besonders die antioxidative Wirkung, den hohen Mineralstoff- und Eiweißgehalt hervor. Der Eiweißgehalt und das Aminosäurenprofil von Artemisia-Annua-Blättern ist besser und hochwertiger als das der meisten Gräser oder auch Gemüsesorten, die in den Tropen wachsen. Ein hoher Eiweißgehalt im Futter könne das Immunsystem stärken und den Tieren helfen, aus eigener Kraft mit Parasiten, welche das Verdauungssystem befallen, fertig zu werden. In einer Studie mit Ziegen konnte gezeigt werden, dass bei den Ziegen, die täglich 450 Gramm *Artemisia-annua*-Blätter ins Futter bekamen, die Anzahl der Eier von Parasiten im Verdauungstrakt signifikant zurückging.

Auffällig, so die Forscher, ist der hohe Anteil an verdaulichen Faserstoffen von 64,7 Gramm pro 100 Gramm. Der hohe Asche-Anteil weist auf die hohe Mineralstoff-Konzentration hin, besonders hervorzuheben sind hier Kalium, Kalzium, Phosphor und Magnesium im Vergleich zu anderen Gemüsesorten. Interessanterweise ist Eisen, was in der meisten Pflanzenkost fehlt, reichlich in *Artemisa annua*-Blättern zu finden. Auffällig ist auch der hohe Zinkanteil in den Blättern. Die Forscher empfehlen Artemisia als Beigabe für Nutzvieh auch vor dem Hintergrund der Stärkung des Immunsystems und des Schutzes vor Parasiten. Interessanterweise macht das Forscherteam nicht den logischen Schritt, Artemisia auch für Menschen als Nahrungsergänzungsmittel zu empfehlen, in unterentwickelten Ländern wie auch in Industrieländern.

Spektakulärer ORAC-Wert der Artemisia annua-Pflanze

Im Standardwerk „Artemisia annua – Pharmacology and Biotechnology" fand ich eine sehr bemerkenswerte Aussage: Diese Pflanze soll unter den vier Pflanzen mit dem höchsten antioxidativen Potenzial weltweit sein! Daraufhin bat ich Moringa-Garden, den Wert in einem Labor überprüfen zu lassen. Meine Erwartungen wurden voll erfüllt. Artemisia annua ist einer der potentesten Radikalenfänger, die es gibt.

Freie Radikale sind vielleicht die größten Feinde unserer Gesundheit. Es handelt sich dabei um instabile Sauerstoffverbindungen, die unsere Körper- und Gehirnzellen attackieren, zu den verschiedensten Krankheiten führen und uns vorzeitig altern lassen. Diese äußerst aggressiven und chemisch instabilen Moleküle stehlen Elektronen von anderen Molekülen wie Proteinen, Lipiden und genetischem Material und zerstören diese dabei. Dieser Elektronendiebstahl heißt Oxidation und ist gleichzusetzen mit Zellschädigung und Alterung. In unserem Körper findet jeden Augenblick eine Art Krieg statt. Freie Radikale verwandeln sich in Geschosse, welche die Wände der Mitochondrien, die Energiekraftwerke unserer Zellen, angreifen und in Gifte verwandeln, welche in die Zellen eindringen und dort sogar die DNA schädigen. Im Gehirn zerstören freie Radikale Neuronen. Diese Nervenzellen führen zu Krankheiten wie Alzheimer, Parkinson und Amyotrophe Lateralsklerose (ALS). Es gibt keinen Ort im Körper, der so massiv unter dem Angriff freier Radikaler leidet wie unser Gehirn, weil es eine hohe Stoffwechselrate besitzt und 60% der Trockenmasse aus empfindlichem Fett besteht, was besonders in Gefahr ist, „ranzig" zu werden. Die Oxidation des LDL-Cholesterin führt zur Arteriosklerose oder Verengung der Arterien, was sich besonders katastrophal im Gehirn auswirkt.

Es entstehen degenerative Erkrankungen wie Demenz, Parkinson und Alzheimer. Jean Carper, Autorin von „Wundernahrung fürs Gehirn“: „Nirgendwo ist der Schaden tragischer für die Persönlichkeit und den Intellekt als im Gehirn.“

Diesem Zerstörungswerk auf Zellebene durch freie Radikale sind wir aber nicht wehrlos ausgeliefert. Die „guten“ Streitkräfte sind die Antioxidanzien. Sie stellen den freien Radikalen Elektronen zur Verfügung, um sie zu neutralisieren. Antioxidanzien fangen die Schüsse aus „Laserkanonen“ wie ein Schutzschild ab. Man könnte also sagen: „Rette Gehirn und Körper, iss mehr Obst und Gemüse.“

In vielen Lebensmitteln, vor allem Obst und Gemüse, finden sich Antioxindanzien. Antioxidanzien sind zum Beispiel Polyphenole, Beta-Karotine wie Lycopin und Zeaxanthin, Enzyme, Polysaccharide, die Vitamine C und E, Flavonoide und bestimmte B-Vitamine und Spurenelemente. Dieselben Antioxidanzien, die den Körper vor Krebs, Schlaganfall und Herzinfarkt schützen, schützen auch das Gehirn vor Degeneration und Zerfall. Wer will schon 100 Jahre alt werden, und die letzten Jahrzehnte vor sich hindämmern und schlussendlich noch nicht einmal mehr seine Liebsten erkennen?

Allerdings bieten unsere heimischen Pflanzen von antioxidativen Schutzschildern relativ wenig. Der heimische Antioxidanzien-Star ist mit einem ORAC-Wert von 2630 die Heidelbeere. ORAC ist die Abkürzung von „Oxygen Radical Absorbance Capacity“ und der Wert, mit der die antioxidative Kraft von Obst- und Gemüsesorten gemessen wird. Er zeigt an, wie potent ein Lebensmittel ist, freie Radikale zu neutralisieren, und wie lange diese antioxidative Wirkung anhält (vgl. www.nemhaupt.de/nemorac.htm). Erfinder dieses Verfahrens sind die Chemiker und Physiker Dr. Guohua Cao, Maryland, und Dr. Ronald L. Prior, Boston.
Mit Artemisia ist ein neuer Star am Himmel der Antioxidanzien aufgetaucht. Das Ergebnis eines unabhängigen Labors „Institut für Produktqualität“ ifp in Berlin, staatlich geprüfte Lebensmittelchemikerin Rita Kupfer, vom März 2017 ergab einen sensationell hohen ORAC-Wert von 72.820 von Artemisia annua in Pflanzen, die auf Teneriffa angebaut werden. Meines Wissens wird dieser Wert nur von Moringa-Blattpulver getoppt mit 75.000. Als Ausreißer hat die rote Moringa, die sich ausschließlich auf Teneriffa entwickelte und eine neue Unterart darstellt, ORAC-Werte von bis zu 110.000 erreicht, das ist einsamer Weltrekord. Der Durchschnittsamerikaner nimmt bescheidene 1.200 ORAC-Wert täglich zu sich, bei uns dürfte der Wert ähnlich sein. Für einen effektiven Schutz für Körper und Gehirn braucht es allerdings eine tägliche

ORAC-Einheit von 5.000 bis 6.000. Mit nur 10 Gramm Artemisia- oder Moringablattpulver nehmen wir schon mehr als diesen Wert auf, um unseren antioxidativen Schutzschild optimal zu stärken.

Sie sollten keinesfalls Artemisa aus Hybridzüchtung verwenden. Hybrid-Züchtungen sind sozusagen kastriert, sie können sich nicht mehr fortpflanzen.

Artemisia-Blätter enthalten Mikronährstoffe mit antioxidativer Wirkung wie **Selen** und **Zink**, ferner **Polyphenole** mit starkem antioxidativem Potenzial wie Kaempferol, Quercetin, Rutin und bestimmte Säuren. Die **Flavonoide** oder Pflanzenbegleitstoffe wie Quercetin, Rutin und Kaempferol helfen bei Entzündungen, Allergien, Arteriosklerose, hohem Blutdruck, Diabetes, Asthma und Krebs. **Caffeeolychinsäure** in Artemisia annua besitzt ebenfalls ein beeindruckendes Heilungspotenzial und hilft u.a. bei Beschwerden des Verdauungssystems, zu hohem Cholesterinspiegel, Wassereinlagerungen und einer Fettleber. Die soge-nannten **Sesquiterpene** in Artemisia annua wie Artemisinin, die auch für die Anti-Malaria- und Anti-Krebswirkung verantwortlich sind, haben ebenfalls ein starkes antioxidatives Potenzial, wie auch die essenziellen Fettsäuren. Die Flavonoide oder Pflanzenbegleitstoffe wie Artemetin, Chrysoplenetin, Eupatorin und Castizin sind ebenfalls potente Radikalenfänger und unterstützen die Wirkung von Artesiminin (vgl. Aftab u.a., a.a.O., S. 30).

Zu den **essenziellen Fettsäuren** in Artemisia annua mit antioxidativer Wirkung zählen Kampfer (44%), Germakren D (16%), Transpinokarveol (11 %), Betaseline (9%), Beta-Caryophylle (9%), Artemisia-Ketone (3%) und etwa 20 Substanzen, deren Prozentsatz weniger als 1% beträgt (vgl. ebd.). Die **flüchtigen Öle** mit hohen ORAC-Werten sind Artemisia Ketone, 1.8-Cineol-Kampfer, Germakren D sowie Alpha-Pinene sowie Beta-Caryophyllene und Myrkene. Wir erinnern uns: die Chinesen nutzen Artemisia schon seit Tausenden von Jahren nicht nur gegen Malaria, sondern auch als Entwurmungsmittel, als Antiseptikum zur Desinfizierung von Wunden, bei Durchfall, als Antibiotikum gegen Keime, als fiebersenkendes Mittel, bei Gelenkschmerzen, Nasenbluten, Abszessen, Erkältungen, Hämorrhoiden, zur Stärkung des Immunsystems und als Krebsheilmittel. Für einen Teil dieser Heilwirkungen sind die Antioxidanzien in Artemisia annua verantwortlich.

Ohne Übertreibung kann man Artemisia annua als Feuerlöscher für freie Radikale bezeichnen. Viele wissenschaftliche Studien über das antioxidative Potenzial von Artemisia annua bestätigen, wie hervorragend die Inhaltsstoffe in der Lage sind, antioxidative Schäden an der DNS zu reduzieren. Täglich fünf Portionen Obst und Gemüse mit etwa 3.500 ORAC, so Dr. Prior und Dr. Cao von der Tufts University in den USA, können die antioxidative Kapazität im Blut um durchschnittlich 20% erhöhen.

Dr. Reinhold Schmidt von der Universität Graz konnte nachweisen, dass Obst und Gemüse mit hohen ORAC-Werten Erinnerungsverluste und Lerndefizite ausgleichen und rückgängig machen können.

Im Alter lässt die körpereigene Abwehr gegenüber freien Radikalen nach, sichtbar an Altersflecken auf der Haut. Durch sein hohes antioxidatives Potenzial ist Artemisia annua neben Moringa wichtig für Menschen aller Altersgruppen und ganz besonders für Senioren, die ihren Lebensabend bei hoher Lebensqualität genießen und erleben wollen. Artemisia annua dreht den Zeiger der biologischen Uhr zurück. Unser biologisches Alter kann um bis zu 25 Jahre nach oben oder unten differieren. Nehmen Sie sich Hannelore Klades zum Vorbild, die „Artemisia-Frau", die mit 88 Jahren Vorträge auf Gesundheitsmessen hält und so gut wie gar nicht mehr krank wird, bis auf einen gelegentlichen Schnupfen. Es war noch nie so einfach, lange zu leben und dabei jugendlich frisch, also jung zu bleiben.

Die Heilkraft der essenziellen Öle in der Artemisia-Pflanze

Die essenziellen Öle in Artemisia annua sind zahlreich und kraftvoll. Gründlich untersucht wurden sie vom Forscherteam Nkuitschou-Chougouo K. in ihrer 2016 veröffentlichten Studie über den chemischen Aufbau von essenziellen Ölen in Artemisia annua in Kamerun und Luxemburg[2].

Es handelt sich unter anderem um Alpha Pinene, Campher, Limonen, Alpha Terpinene, Beta Pinene, Carene, Eukalyptus-Öl, Artemisa-Ketone, Copane, Caryophyllene, Camphen, Menthol und Alpha Terpineol. **Terpene** sind Hauptbestandteile der von Pflanzen produzierten ätherischen Öle. Es gibt etwa 8000 Terpene. **Pinene** verbessern, so Professor Maximilian Moser von der Universität Graz in seinem Buch über die Alpine Zeder, die Sauerstoffaufnahme des Blutfarbstoffs Hämoglobin, sodass im Gewebe eine erhöhte Sauerstoffkonzentration nachgewiesen werden kann. Das ist besonders für ältere Menschen wichtig, weil im Alter die Gehirndurchblutung abnimmt. Außerdem senken sie einen erhöhten Cholesterinspiegel und beugen damit Herz-Kreislauf-Erkrankungen vor (vgl. mein Buch „Sibirische Zedernnüsse", a.a.O., S. 46). **Kampfer** stellt den Hauptbestandteil bei Artemisia annua dar, er lag bei verschiedenen Proben aus Afrika und Luxemburg zwischen 35,67 und 81,50%. Die unterschiedlichen Konzentrationen überraschen nicht, wenn man sich vergegenwärtigt, dass Sorte, Anbaugebiet, Klima, Bodenbeschaffenheit und vieles mehr einen Einfluss auf die Konzentration verschiedener Inhaltsstoffe von Pflanzen hat.

Auffällig ist, dass in allen sieben afrikanischen Proben der Kampfer-Gehalt mehr als 60% betrug, nur die Probe aus Luxemburg stellt mit 35,67% einen „Ausreißer“ dar. Alpha-Pinene sind Terpene mit einer Anti-Malaria-Aktivität, ähnlich wie Quinin. **Alpha Pinene** und **Beta Pinene** wirken antifungizid, sie töten Pilze ab. Pinene, zum Beispiel in der Alpinen Zedernnuss, wirken als natürliches Insektizid. Das Holz der Zirbe, wie sie auch genannt wird, wird daher zum Beispiel in Tirol gern als Möbelholz verwendet und zur Holzverschalung von Gaststuben. Camphen, ein Monoterpen Kohlenwasserstoff, senkt den LDL-Cholesterinspiegel und den Blutfettspiegel. **Alpha-Terpin** wird für Parfumherstellung verwendet und besitzt antioxidatives Potenzial als Radikalenfänger. **Limonen**, ein weiteres Terpen, ist wahrscheinlich dafür verantwortlich, die Biosynthese in Plasmodien, dem Malaria-Parasit, zu stoppen. Limonen stoppt auch die Proteinsynthese und damit die Weiterentwicklung des Erregers innerhalb von 48 Stunden. Mindestens 48 Stunden kann Limonen im Blutplasma nachgewiesen werden, hat also eine wesentlich längere Halbwertzeit als Artemisinin mit 3-4 Stunden.

Auch Artemisia **Ketone** stellen einen wichtigen Bestandteil der Artemisia-Pflanze dar. Sie stärken die Immunkraft gegenüber Plasmodien und anderen Parasiten. **Caren**, das ist ein weiteres Monterpen, duftet angenehm süß und ist daher ein Rohmaterial für Parfum und Kosmetika. **Kampfer** stellt ein sehr aromatisches essenzielles Öl darf. Seine Wirkungen sind stimulierend, gegen Erreger jeder Art, beruhigend und seelisch harmonisierend, antientzündlich, desinfizierend, gegen Parasiten, Schleim abschwellend im Rachen- und Brustbereich und Neuralgien bzw. Nervenschmerzen behebend. Bei **Copaenen** handelt es sich um ein Sequisterpen, eine Kohlenstoffverbindung, welche fiebersenkend, gegen Pilze und antibakteriell wirkt.

Menthol, ein weiteres Terpen, wird stark genutzt in Kosmetika und als natürlicher Geschmacksverstärker. Es vertreibt auch Insekten. Es konnte in Studien gezeigt werden, dass Menthol eine zytotoxische Wirkung auf Krebszellen ausübt, das Wachstum von Krebszellen hemmt und fiebersenkend wirkt. **Eucalyptol** ist ein Äther und Terpen, der sehr stark entzündungsfördernde Zytokine hemmt wie TNF-a, IL-t und IL-8. Außerdem hemmt er das Wachstum und die Entwicklung von chloroquinresistenten Plasmodien-Stämmen im frühen Stadium.

Daher schlagen Forscher vor, es als Malaria-Prophylaxe und –Therapie zu inhalieren. Außerdem wurde beobachtet, dass Eucalyptol die Entwicklung von menschlichen Leukämiezellen hemmt. **Alpha Terpineol** ist ein terpenoider Alkohol, welcher die Durchlässigkeit der Haut für fettlösliche Substanzen erhöht. Gleichzeitig hemmt es die Entwicklung von Leukämiezellen und unterbindet Tumorwachstum durch einen Mechanismus, der die sogenannte NF-KB-Passage unterbindet. Auch hat Alpha Terpineol antientzündliche Eigenschaften und unterstützt die Funktion von Zellen in einem Entzündungsprozess. Darüber hinaus wirkt Alpha Terpineol auch antibakteriell und antifungizid, gegen Pilze.

Die essenziellen Öle in der Artemisia-Pflanze, aus Mono- und Sesquiterpenen bestehend, zeigen eine **antibakterielle** und **antifungizide**, gegen Pilze gerichtete, Wirkung. Die Artemisia-Pflanze sollte zur Gewinnung von Artemisinin noch vor der Blüte geerntet werden, zur Gewinnung von ätherischen Ölen sollte sie aber in voller Blüte stehen. Besonders stark antibakteriell und antifungizid wirken die essenziellen Öle Kampfer, Cineol, Alpha-Pinene und Artemisia Ketone. Diese Bestandteile wirken gegen die grammpositiven Bakterien wie Enterococcus faecalis, Streptococcus pneumoniae, Micrococcus luteus und Listeria innocua, allesamt Krankheitserreger. Auch gegen grammnegative Bakterien wie Escherichia coli, Shigellen, Pseudomonas aeruginosa wirken die essenziellen Öle aus der Artemisia-Pflanze. Es zeigte sich in verschiedenen Studien, dass Artemisia Ketone die größte Wirkung gegen schädliche Bakterien entfalteten. Gegen Pilze wie **Candida albicans** sowie weitere Pilzarten waren Artemisia-Öle wie Alpha-Pinene oder Artemisia-Ketone besonders wirksam. Alle untersuchten und erwähnten Öle bekämpften erfolgreich den Pilz Aspergillus fumigatus, ein gefährlicher Mikroorganismus, der zu den gefürchteten Krankenhauskeimen gehört. Die Forscher stellen fest, dass Bestandteile der Artemisia-Pflanze gegen zahlreiche Bakterienstämme und Pilzarten wirken. Sie gehen bei den beobachteten biologischen Effekten von einer Synergie aller Moleküle der essenziellen Öle aus. Artemisia annua steht vielleicht eine steile Karriere bevor als Bestandteil von Hautpflegeprodukten, Medikamenten und Nahrungsmitteln, so die Forscher.

Warum Bitterstoffe?

Bitteres schmeckt vielen schlecht, tut uns aber, in Maßen, sehr gut. Wie ist dieses scheinbare Paradox zu erklären? Bitterer Geschmack ist in der Natur oft mit Alkaloiden oder Giftstoffen verbunden. Pflanzen produzieren zur Schädlingsabwehr eine große Anzahl dieser sekundären Pflanzenstoffe. Bitterstoffe sollen Säugetieren wie uns den Geschmack verderben, das heißt, vom Verzehr abhalten.

Es ist von daher ganz natürlich, dass wir intuitiv Bitteres geschmacklich ablehnen und meiden. Warum schmecken aber so viele Lebensmittel bitter, die sehr gesund und gut für uns sind? Dazu gehören die Kohlsorten, Pampelmusen, Chicoréesalat, Beifuß und Artemisia annua. Diese bitteren Lebensmittel enthalten in winzigen Spuren giftige Substanzen. Dadurch aktivieren sie Stressreaktionen und Gene, die schützen und reparieren. Schon Paracelsus wusste: „Die Menge macht das Gift". Vieles, was wir anfangs als unangenehm empfinden, wie bitteres Gemüse essen, sich laufend bewegen oder fasten und Intervallfasten, tut uns in Wirklichkeit sehr gut. Wer läuft oder Gewichte stemmt, schädigt im Grunde seine Muskeln, indem sich darin feine Risse bilden. Wir merken das am nächsten Tag am Muskelkater. Der Körper wird gerade dadurch aber zur Reparatur angeregt, wodurch die Muskeln mittelfristig stärker und gesünder werden. Dasselbe trifft zu beim Fasten und Intervallfasten. Hungern ist ungesund, Fasten nicht. Fasten und Intervallfasten regen das Recyclingprogramm der Zelle an und damit ihre Verjüngung. Man spricht von „Autophagie". Eine Belastung oder ein Giftstoff geringer Dosis kann das betroffene Lebewesen stärker machen. Das nennt man „Hormesis". Was uns nicht umbringt, macht uns stärker und fitter. Hormesis ist mittlerweile eine anerkannte biologische Erklärung für Abläufe auf Zellebene. Die Herausforderung selbst ist also Teil des Nutzens. Rosemarie Holzer schreibt in ihrer „Azidose-Naturküche" über Bitterstoffe. „Azidose" heißt Übersäuerung: Fast alle Menschen sind durch unsere Zivilisationskost, Umweltgifte und chronischen Stress übersäuert. Azidose ist die Grundlage aller chronischen Erkrankungen wie Diabetes, Krebs, Rheuma und Gicht. Holzer schreibt über Bitterstoffe: „Ein wahrer Jungbrunnen für unsere Verdauung, leberaufbauend und entgiftend". Für sie sind Bitterstoffe die Glanzlichter einer Entsäuerungskur. Früher überall verbreitet, verschwinden Bitterstoffe aus unseren Lebensmitteln. Pampelmusen schmecken fast schon wie Apfelsinen. Es gab früher Gurken, die bitter schmeckten. Bitter schmeckende Anteile wurden weg gezüchtet.

Was heute in den Frischeregalen unserer Supermärkte angeboten wird, hat seine bitterherben Geschmacksnuancen verloren, und damit auch den wichtigsten medizinisch wirksamen Gehalt. Es ist schon verrückt: in ihrer Ernährung machen viele einen großen Bogen um Bitterstoffe, und dann kaufen sie sich im Reformhaus Artischocken-Extrakt zur Anregung der Leber. Bekannt ist das „Heidelberger Pulver", was aus sieben bitteren Heilkräutern wie Schafgarbe und Bibernellwurzel besteht und von Bertrand Heidelberger, geboren 1845, entwickelt wurde, als er unter einer schweren Krankheit litt.

Dank täglicher Einnahme seines Kräuterpulvers blieb Bertrand Heidelberger gesund bis ins hohe Alter. Das Zusammenwirken der Bitterstoffe bewirkt vor allem eine Entschleimung des Körpers. Zu viel und zu zäher Schleim kann die Ursache vieler Krankheiten sein. Er entsteht, wenn wir das Falsche essen und oder uns zu wenig bewegen. Der Schleim wird vermehrt angesammelt, kann nicht mehr abtransportiert werden, wird an verschiedenen Stellen im Körper eingelagert und kann zum Beispiel zu einer chronischen Nebenhöhlenvereiterung oder chronischen Bronchitis führen. Das Blut wird dickflüssig, die inneren Organe sind in ihrer Funktion beeinträchtigt, der Stoffwechsel verlangsamt sich, und das Immunsystem wird geschwächt. Bitterstoffe stärken die Funktion der Drüsen und aktivieren den Stoffwechsel und die Entgiftungsorgane, wodurch Leber und Nieren entlastet werden und wir entsäuern und entgiften.

Bitterstoffe sind ein Jungbrunnen für den Stoffwechsel, reinigen das Blut und entwässern den Organismus. Der Stoffwechsel wird angefeuert, die Aktivität der Bauchspeicheldrüse und Leber, der Gallenfluss angeregt und die Peristaltik des Darms aktiviert. Wer sich auf kontinuierlicher Basis entsäuern, entgiften und entschlacken möchte, kommt an Bitterstoffen nicht vorbei. Es gibt kaum eine Pflanze, die so viele Bitterstoffe enthält wie Artemisia annua. Vielleicht nur noch getoppt vom Wermut, einer weiteren Artemisia-Pflanze. Wermut aber ist so bitter, das er nur in winzigen Mengen vertragen wird. Wer magenempfindlich ist, sollte es auch mit Artemisia annua nicht übertreiben und „sutsche“ (d.h. langsam) anfangen, wie man bei uns in Norddeutschland sagt. Magen und Verdauungssystem müssen sich erst langsam wieder an gesunde Bittere gewöhnen.

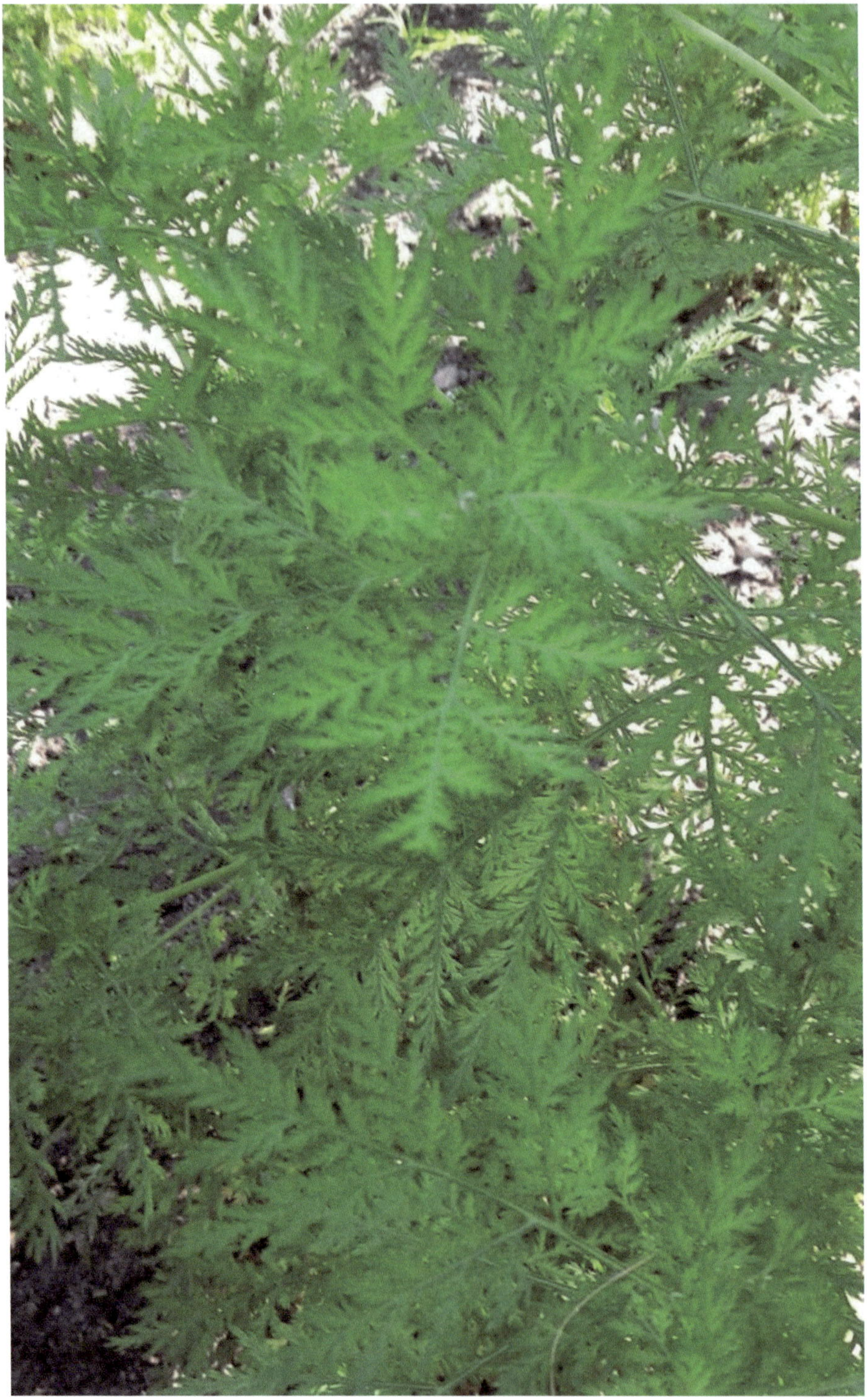

8. ARTEMISIA ANNUA ALS HILFE UND HEILUNG BEI KRANKHEITEN

Artemisia – der Durchbruch bei Diabetes?
Die Pressemitteilung des CeMM Forschungszentrums für Molekulare Medizin der „Österreichischen Akademie der Wissenschaften" sorgten Anfang Dezember 2016 für Schlagzeilen: „Durchbruch in der Diabetesforschung". Mit dem Untertitel: „Pankreaszellen produzieren Insulin durch Malariamedikament". Gemeint ist Artemisinin, aus der Artemisia-Pflanze gewonnen, und weltweit verwendet in Kombinationspräparaten gegen Malaria. Die Fachwelt horchte auf. Was steckt dahinter?

Kurz gefasst: Artemisinin wandelt Alpha-Zellen der Bauchspeicheldrüse in Insulinproduzierende Zellen um, eben die Zellen, die bei Typ-1-Diabetes, dem angeborenen Diabetes-Typ, geschädigt sind. Diese bahnbrechenden Ergebnisse des CeMM wurden in der Zeitschrift „Cell" veröffentlicht und können die Basis sein für neue Therapien für Diabetes Typ 1, unter dem Millionen von Menschen weltweit leiden.

Beta-Zellen sind im Körper zuständig für die Insulinproduktion. Seit einigen Jahren versuchen Forscher, die vom eigenen Körper zerstörten Insulinzellen durch neue, künstliche zu ersetzen. Bisher fehlte ein Wirkstoff, der Alpha, in die begehrten Beta-Zellen umwandelt. Dieser Wirkstoff scheint jetzt von Dr. Stefan Kubicek und seinem Team gefunden zu sein: die Gruppe der Artemisinine. Diese Abkömmlinge aus der Artemisia-annua-Pflanze verändern das genetische Programm von Alpha-Zellen, welche den Speicherzucker Glukagon produzieren. Sie sind der Gegenspieler zu den Beta-Zellen der Bauchspeicheldrüse. Diese beiden Zelltypen gehören zu den Langerhansschen Inselzellen der Bauchspeicheldrüse, der Steuerzentrale für den Blutzuckerspiegel. Insulin aus Beta-Zellen senkt ihn, Glukagon aus Alpha-Zellen lässt ihn ansteigen.

Bei einem extremen Verlust von Beta-Zellen kann der Körper eine Umwandlung von Alpha- in Beta-Zellen initiieren. Ein genetischer Schalter namens Arx spielt dabei die Hauptrolle. Dr. Kubiceck fand heraus, dass das Ausschalten von Arx zur Umwandlung von Alpha- in Beta-Zellen führt. Artemisinine binden sich an ein Protein namens Gephyrin, das GABA-Rezeptoren aktiviert. Das sind zentrale Schaltstellen der Signalwege innerhalb der Zellen. Durch etliche bio-chemische Prozesse innerhalb der Zelle kann diese schließlich Insulin produzieren.

In Zusammenhang mit weiteren Forschungsgruppen in Wien, Innsbruck und Frankreich wurden diabetischen Fischen, Ratten und Mäusen Artemisinine verabreicht. Die Anzahl der Beta-Zellen in der Bauchspeicheldrüse erhöhte sich daraufhin signifikant, der Blutzuckerspiegel der Tiere normalisierte sich.

Die Bindungspartner auf Molekülebene von Artemisininen der Versuchstiere mit dem Menschen ähneln sich sehr stark. Daher ist die Wahrscheinlichkeit groß, dass der gleiche Effekt eintritt. Stephan Kubicek: „Natürlich muss man die Auswirkungen einer langfristigen Artemisinin-Verabreichung am Menschen noch gründlich und ausgiebig testen.“ Dito ist noch nicht geklärt, ob sich auch beim Menschen Alpha-Zellen ständig regenerieren können. „Doch wir sind zuversichtlich, mit den Artemisininen und deren Wirkungsmechanismen die Grundlage für eine neue Form der Therapie gegen Typ-1-Diabetes gefunden zu haben.“ Ist für diese bahn-brechende Entdeckung vielleicht wieder ein Nobelpreis in Aussicht?[3]

Kann Artemisia annua auch bei Diabetes II helfen?

Noch weit mehr Menschen sind an Diabetes II oder dem erworbenen Diabetes erkrankt. In Deutschland sind es knapp acht Millionen, also etwa jeder Zehnte.

Diabetes verkürzt die Lebenserwartung, erhöht die Risiken für Schlaganfall und Herzinfarkt, kann zu Schäden in der Retina und damit Erblindung führen und zu Nekrosen und als Amputation von Füßen („diabetischer Fuß“).

Eman Helal und sein Team haben in ihrer Studie „Anti-diabetic Effect of Artemisia annua in alloxan-induced diabetic Rats“ (in The Egyptian Journal of Hospital Medicine, October 2014, Vol. 57, S. 422 - 430) nicht nur eigene Forschung betrieben, sondern sie geben einen guten Überblick über den Stand der Forschung, was Artemisia annua als Heilpflanze bei Diabetes II betrifft.

Ihre Schlussfolgerung ist, dass Artemisia annua sehr effektiv ist, um einen erhöhten Blutzuckerspiegel zu senken und den Stoffwechsel bei Diabetes wieder zu normalisieren. Der Blutzuckerspiegel der Versuchstiere sank signifikant, und ebenfalls ihr Körpergewicht im Untersuchungszeitraum in Höhe von 4,8%. Es zeigte sich, dass Inhaltsstoffe des Artemisia-Extrakts die Entzündungsparameter günstig beeinflussten und antioxidative Wirkungen zeigten. Die Insulinresistenz der Zellen verbesserte sich. Artemisia annua besitzt offenbar **blutdrucksenkende**, **blutfettsenkende** und **antioxidative** Wirkstoffe wie Flavonoide, Gallotannine, Aminosäuren und Polyphenole.

Artemisia ließ den **Blutzuckerspiegel sinken**, indem die Insulin-Ausschüttung durch Beta-Zellen stimuliert, die Wirkung der Alpha-Zellen in der Bauchspeicheldrüse reduziert und die Aktivität von Insulin gesteigert wurde.

Da oxidativer Stress eine der Ursachen für Diabetes II darstellt, ist Artemisia annua mit ihrem hohen antioxidativen Potenzial bzw. ORAC-Wert sehr wirksam. Der Zusammenhang zwischen oxidativem Stress und als Folge entzündliche Prozesse mit höherer Insulinabgabe ist mittlerweile gut erforscht. Antioxidanzien können den Organismus vor den schädigenden Effekten von zu hohen Blutzuckerwerten schützen und den **Glukose-Stoffwechsel** verbessern. Zusätzlich zu ihrer antioxidativen Wirkung wirken viele Flavonoide in Artemisia annua gezielt gegen Typ II Diabetes: Alpha-Glycosidase und Aldose Reduktase. Diese Flavonoide können den **Zuckerspiegel** im Blut und im Gehirn **senken**.

Zusätzlich wurde ein neues Hormon entdeckt, das **Betatrophin** heißt, und das von der Leber und dem Fettgewebe ausgeschüttet wird. Dieses Hormon wird durch Artemisia annua aktiviert, und es bringt Beta-Zellen in der Bauchspeicheldrüse dazu, sich schneller zu vermehren, größer zu werden und mehr Insulin zu produzieren. Artemisia-annua-Extrakt bewirkt außerdem, dass Insulin im Körper besser ausgenutzt wird. Die Flavonoide in dieser Pflanze verbesserten die Funktionen der Leber und reduzierten das Körpergewicht, indem sie **Entzündungsparameter reduzierten** und Leberzellen schützten. Essenzielle Öle wie Eugenol und Artemisia Ketone waren in der Lage, die **Glukosetoleranz** der Zelle zu **verbessern**. Artemisia annua ist wirksam und gleichzeitig sicher. Die vitalen Organe wie Leber und Nieren blieben gesund und verbesserten sogar ihre Funktion.

Die Wirkung von Artemisia gegen Bakterien, Viren und weitere Krankheitserreger

2009 erschien in der Zeitschrift „Food Chemistry" ein Artikel über die Bedeutung verschiedener Bestandteile der Artemisia-Pflanze für die menschliche und tierische Ernährung und über die Infektionskrankheiten, gegen die Artemisia-Derivate oder Abkömmlinge wirken (Brisbe, Ebiamadon u.a., „Naturitional characterisation and antioxidant capacity of different tissues of *Artemisia annua* L., Food Chmistry 115 (2009), S. 1240-1246). In den letzten Jahren sind zahlreiche Studien veröffentlich worden, welche die antiinfektiösen Eigenschaften von Artemisinin und anderen Bestandteilen der Artemisia-Pflanze gegen Viren, Bakterien und weitere Parasiten belegen (vgl. Aftab u.a., a.a.O., S. 83, siehe auch Extra-Kapitel über Einzeller, Pilze und Würmer in diesem Buch).

Es finden sich zahlreiche gesundheitlich bedeutsame Stoffe in der Artemisiapflanze wie Flavonoide, Coumarine, Steroide, Purine, Fettsäuren und Sesquiterpene wie Artemisinin. Artemisinin-Derivate oder Abkömmlinge spielen eine große Rolle nicht nur gegen Plasmodium falciparum, dem Malaria-Erreger, sondern auch gegen weitere **Parasiten** wie Enterobacter, einige dieser Bakterien können Hirnhautentzündung verursachen, *Klebsiella*-Arten, Verursacher von Lungenentzündung und Blutvergiftung, dem gefährlichen Keim Staphylococcus aureus, der die häufig tödlich verlaufende Legionärskrankheit versursacht, Shigella dysenteriae, sie sind Auslöser der gefährlichen Bakterienruhr, Escherichia coli, Verursacher von Durchfall, Darmentzündungen und lebensgefährlichen Nierenschäden und Pneumocystis carinii, einem Erreger, der in AIDS-Patienten und anderen Immungeschwächten Lungenentzündung hervorruft.

Artemisia kann genutzt werden, um **bakterielle Infektionen** zu bekämpfen. In einer Studie zeigte Artemisinin eine selektive und kraftvolle Wirkung gegen arzneimittelresistente Bakterienstämme von Mycobacterium tuberculosis, dem Erreger der Tuberkulose (vgl. Aftab u.a., a.a.O., S. 218). Durch Überhandnehmen von Antibiotika in der Tierhaltung sowie zu leichtfertiger Verschreibung auch bei viralen Infektionen werden immer mehr Bakterienstämme gegen Antibiotika resistent.

Artemisia bekämpft nicht nur krankmachende Bakterien, sondern auch **Viren**. Artemisia-Derivate haben sich gegenüber zahlreichen Viren einschließlich Hepatitis B, Hepatitis C und anderen bewährt (vgl. T. Effnert u.a., „The antiviral activities of artemisinin and artesunate", *Clinical and Infectious Diseases,* Nr. 47, S. 804-811, 2008 sowie Aftab, a.a.O., S. 263)). Gegen die Leber-Infektionen oder Hepatiden gibt es bisher kein Impfmittel. Herkömmliche Anti-Viren-Mittel haben erhebliche Nebenwirkungen. Artemisinin bremste die Vermehrung des Hepatitis-Virus ohne Beeinträchtigung gesunder Körperzellen.

Im Zusammenhang mit einem Eisenpräparat war die Therapie besonders erfolgreich. Artemisia annua wirkt gegenüber Herpes simplex-Viren und ist sogar effektiver als das Anti-Herpes-Medikament Acyclovir (Karamoddini 2011, vgl. Aftab u.a., a.a.O., S. 255). Artemisia annua ist auch effektiv gegenüber dem Coronarvirus, der schwere Atemprobleme verursacht, die häufig zum Tode führen (vgl. Li u.a. 2005, in Aftab u.a., a.a.O., S. 254).

Gegen Tobamo-Viren war Artemisia annua ebenfalls erfolgreich, wobei Artemisinin nicht maßgeblich das Virus hemmt, sondern andere Pflanzen-Bestandteile (vgl. Aftab u.a., S. 256).

Auch den Epstein-Barr-Virus bekämpft Artemisia mit Erfolg.

Artemisinin-Derivate wurden erfolgreich gegen menschliche Cytomegalo-Viren HCMV eingesetzt (vgl. Effert, Thomas u.a. „The Antiviral Activities of Artemisinin and Artesunate“, Clin. Infect Dis (2008) 47 (6): S. 804-811, DOI[4].

Infektionen mit dem HCMV-Virus stellen ein weltweites bisher ungelöstes Problem dar. Das Virus, das diese Krankheit verursacht, kann Leberentzündungen hervorrufen sowie Leberzirrhose mit einem hohen Risiko für Leberzellen-Krebs.

Wachstum und Vermehrung der HCMV-Viren konnten mit Artemisia abgebremst werden, und auch die Bereitschaft der Körperzellen, das Virus einzulassen. Artemisia annua wirkt auch gegen das Bovin-Virus BVDV, das eine gefährliche Durchfallerkrankung verursacht. Artemisinin tötet Viren namens HCV ab, welche Hepatitis C verursachen, Viren, die mit dem HIV-Virus verwandt sind. Hepatitis C gilt als gefährlichste der chronischen Leberentzündungen. Pamala Anderson hatte über ihre 150.000-Euro-Therapie in diesem Zusammenhang in der Öffentlichkeit berichtet. Wie Artemisia annua gegen das HIV-Virus wirkt, können Sie in einem eigenen Kapitel lesen (vgl. a. Aftab u.a., a.a.O., S. 256). Die Vermehrung von verschiedenen Virenstämmen, welche HIV verursachen, wurde durch Artesunat, einem Artemisinin-Derivat, gestoppt. Der Forscher Dr. Thomas Efferth bezeichnet Artemisia wegen der Multifunktionalität ihrer Inhaltsstoffe, die gegen viele verschiedene Krankheiten wirken, als „Kronjuwel der Traditionellen Chinesischen Therapie“ (TCM) (vgl. Efferth, Thomas, a.a.O).

Hulda Clark geht davon aus, dass alle Parasiten wie Egel, Rundwürmer, Bandwürmer mit Viren infizieren können. Sie hat mit dem Elektronenmikroskop zahlreiche Viren in Parasiten gefunden. Nach ihren Erfahrungen bricht der HIV-Virus aus, wenn man Wirt des Darmegels Fasciolopsis buski geworden ist. Nachdem der Egel in allen Stadien eliminiert worden ist, wurde der HIV-Befund negativ. Clark bringt den vermehrten Befall von Viren und Bakterien über Parasiten mit der zunehmenden Vergiftung mit Umweltchemikalien in Verbindung. Lösungsmittel wie Benzol sind hochtoxisch für uns, aber nicht für Parasiten (vgl. ihr Buch „Heilung ist möglich“, S. 417). Ist das Immunsystem durch Umweltgifte und Parasiten und deren Stoffwechselgifte geschwächt, kann es zu allen möglichen Beschwerden kommen, und unser Körper ist Viren und Bakterien schutzlos ausgeliefert, weil unsere Abwehrzellen einen Mehrfronten-Krieg führen und damit auf Dauer überfordert sind.

Einzeller, die unbekannte Gefahr

Haben Sie schon mal das Wort „Protozoen“ gehört? Nein? Dann sind Sie in guter Gesellschaft! Zwar handelt es sich um das häufigste Lebewesen überhaupt auf diesem Planeten, aber für die meisten sind es „unbekannte Wesen“. Die Augen dafür geöffnet hat mir Wolfgang U. Voigts in seinem Buch „Die Krebslüge – Krebs ist eine Infektionskrankheit.“ Bekannt als Krankheitserreger sind Bakterien und Viren, manchen fallen noch Pilze ein wie Candida albicans. Protozoen sind kleine Urtierchen oder Mikroben, die in mehr als 40.000 Arten vorkommen. Die meisten davon sind für uns völlig harmlos, einige aber sind pathogen oder krankheitserregend für uns Menschen. Vielleicht kennen Sie Flagellaten oder Geißeltierchen, Rhizopoden oder Wurzelfüßler, Ciliaten oder Wimpertierchen sowie Amöben. Was Voigt stört: „So wenig, wie Mykologie oder Pilzkunde an den medizinischen Fakultäten gelehrt wird, so unbeachtet bleibt auch die Protozoologie im Medizinwesen.“ Als ich meine Heilpraktikerausbildung begann, wurde uns gleich am Anfang eingeschärft, ja in der Prüfung nichts über Candida albicans und anderen Pilzkrankheiten zu erzählen, sonst würden wir gleich durchfallen und hätten uns die Prüfungsgebühren sparen können.

Protozoen oder Einzeller sind mit riesigem Abstand die häufigste Tierart und sind schon mehr als 800 Millionen Jahre auf der Welt. Sie sind Überlebenskünstler. Einige leben in ewigem Eis, andere können 300 Grad Celsius vertragen. Manche, wie der Schimmelpilz Aspergillus flavus, kann Tausende von Jahren überleben und immer noch als Killer wirken. So starben während der Arbeiten am Grab des Tutanchamum im Tal der Könige bei Luxor ein Teil seiner Entdecker wie Lord Carnarvon, Archibald Douglas Reed und George Gould. Heute sind bereits siebzig Protozoen als pathogene Krankheitserreger beim Menschen bekannt, aber kaum jemand kennt sie.

Wie konnte es dazu kommen? Voigt: „Den Managern in den Chefetagen der Chemie-Pharma war die Bedeutung der pathogenen Protozoen als Ursache für viele Volkskrankheiten wohl bewusst. Ihnen war aber auch klar, dass eine einfache Ursachenbekämpfung sich schmälernd auf die Einnahmen von Medikamenten auswirken würde. Symptombekämpfung von Krankheiten steigert die Dauerhaftigkeit der Medikamenteneinnahmen und damit den Profit.“ (Voigt, a.a.O., S. 207) Wir Menschen in den Industrieländern werden im Durchschnitt immer kranker, und das soll gewollt sein? Ich konnte es am Anfang nicht fassen, aber die Faktenlage ist erdrückend. Dr. Alfons Weber wies nach, dass sich im Blut Protozoen, aber auch Bakterien, Viren und Pilze tummeln. Es findet also tagtäglich ein Kampf zwischen Immunsystem und Einzellern, aber auch Bakterien, Viren und Pilzen statt.

Wenn der Mensch unterversorgt ist mit Vitaminen und Omega-3-Fettsäuren, durch falsche Ernährung mit Säuren und Giftstoffen überladen, kommt es zu einem „unkontrollierten Massenwachstum von Blutparasiten“, laut Dr. Alfons Weber und Frau Dr. Lebedewa.

Einer der am besten erforschten sogenannten Mikroprotozonen ist der Malariaerreger Plasmodium falciparum, der die Anophelesmücke als Zwischenwirt und den Menschen als Endwirt braucht. Nicht alle Protozoen benötigen aber einen Zwischenwirt. Andere bekannte Protozoenerkrankungen sind die Leishmaniose, Toxoplasmose, Chagaskrankheit, Trypanosomiasis oder Schlafkrankheit und die Amöbenruhr. Häufig verursachen Protozoen Krankheiten mit verschiedenen Stadien. Ein Beispiel ist die Schlafkrankheit, die durch die Tsetsefliege übertragen wird. Im Stadium I leiden die Patienten durch Zerstörung der Blutkörperchen unter Fieber und Schüttelfrost. Phase II ist durch die Hirnhautentzündung gekennzeichnet, die zu Verwirrtheit und Krampfanfällen führt. Schließlich folgt das Endstadium III nach wenigen Monaten, für das Dämmerzustand typisch ist bis zum Tod.

Wie kommen die Protozoen in unser Blut? Jedes Stechinsekt, nicht nur die afrikanische Tsetsefliege oder Anophelesmücke, ist beladen mit potenziell gefährlichen Mikroben. Dasselbe gilt für Zecken, Läuse, Milben und Flöhe. Sie alle sind potenziell Träger von allen möglichen Bakterien, Viren, Protozoen, Pilzen und Wurmeier, die sie auf das Blut ihrer Opfer übertragen. Voigt: „Mit jedem Insektenstich werden Tausende und Abertausende von Mikroben in unser Blut injiziert, und das nicht nur in Afrika.“ (a.a.O., S. 213) Wussten Sie, dass unsere gemeine Stechmücke Culex pipiens beispielsweise das West-Nil-Virus oder das Sindbis-Virus überträgt? Das Borreliose-Zentrum in Augsburg hat die Zecken einmal genauer untersucht. Dabei wurde festgestellt, dass Zecken nicht nur Borreliose oder FSME übertragen können. In einer aktuellen Studie wurden im Zentrum etwa hundertzwanzig (!) verschiedene Erreger in Zecken gefunden. Dr. Armin Schwarzbach spricht von einer Mischinfektion. Noch relativ unbekannte Parasiten, die Rickettsien, werden auch durch Zecken übertragen, aber auch durch Läuse, Milben und Flöhe. Im Borreliose-Zentrum Augsburg wird übrigens mit Artemisia annua therapiert (siehe mein Kapitel über Borreliose).

Mit jedem Stich durch einen Blutsauger, den sogenannten Vektoren oder Überträgern, gelangen viele hundert verschiedene Mikroben ins Blut. Es gibt unter diesen Parasiten welche, die schnell zuschlagen, wie bei Malaria, FSME, Schlafkrankheit und Borreliose.

Und wieder andere, bei denen die Infektion über Monate, Jahre oder sogar Jahrzehnte verlaufen. Voigt: „Man stelle sich vor, ein Arzt sagt zu ihnen: „Sie haben Krebs", und sie antworten: „Na klar, ich kann mich erinnern, vor zehn Jahren von einer Mücke gestochen worden zu sein." (ebd., S. 213) Weitere Übertragungswege für Protozoen, so Dr. Lebedewa, eine russische Chemikerin, sind insbesondere die Trichomoniasis, der Kuss, der Geschlechtsverkehr und nicht zuletzt die Übertragung von Mutter zum Kind über die Plazenta. Frei von Protozoen ist vermutlich niemand.

Unser Immunsystem kann durch Vitalstoffmangel, Übersäuerung und Belastung mit Umweltgiften nicht mehr in der Lage sein, Angriffen von Einzellern, Bakterien, Viren und Pilzen zu widerstehen und sie zu kompensieren. Krankheiten wie Arteriosklerose, Rheuma, Osteoporose und Krebs sind das Ergebnis. Voigt: „Krebs entsteht, wenn unser Immun- bzw. Abwehrsystem nicht mehr stark genug ist, um zu verhindern, dass kanzerogene Gifte den Protozoen die Tore zu dem Muttergewebe öffnen, damit das Muttergewebe mit ihren Giftstoffen in Tumor-gewebe umwandeln." Die „Welt am Sonntag" schrieb am 2.11.1986 unter dem Titel „Krebs zeigt sich im Blut zehn Jahre im Voraus!", dass die Blutkonserven von mehr als 100.000 Norwegern untersucht wurden. Die Krebsärzte S. Thorensen und E. Glattre untersuchten die Blutproben von Menschen, die später Schilddrüsenkrebs bekamen. „Das Blut der später Erkrankten zeigte ein ganz anderes Muster als das Blut von Menschen, die gesund geblieben waren", berichtete Dr. Thorensen. Im Schnitt träten solche Veränderungen sechs und frühestens zehn Jahre vor dem Zeitpunkt auf, an dem die Krankheit diagnostiziert werden könne.

Für die Schulmedizin beginnt der Krebs nicht mit einem veränderten Blutbild – krankhaft veränderte rote und weiße Blutkörperchen, krankhaft veränderte Blutplättchen und ein krankhaft verändertes Blutplasma, sondern mit einem Tumor. Blut-Fachärzte oder Hämatologen beobachten seit Langem, dass die Blutveränderungen bei Tumorkranken stark den Veränderungen bei chronischen Malariakranken ähneln. W. O. Lenberg schreibt in seinem Buch „Jahrhundert-Skandal Krebs": „Ein Patient, der Milliarden oder gar Billionen dieser Miniparasiten in sich trägt, brauchte sich demzufolge also gar nicht zu wundern, dass sein Blut – auch wenn er noch keine Tumore hat – den Krankheitsstand bereits deutlich anzeigt."

Als Dr. Weber Ende der 1960er Jahre postulierte, Krebs sei eine Infektionskrankheit, wurde ihm die Approbation entzogen. Ähnlich wie Dr. Semmelweis, der damit in den Wahnsinn getrieben wurde.

Studien zu Einzellern und Artemisia annua

Artemisia-Derivate wirken auch gegen Amöben (vgl. Aftab u.a., a.a.O., S. 82f). Amöbenruhr ist eine häufige tropische Darmerkrankung, die unbehandelt zum Tode führt, wenn Amöben vom Darm ins Blut gelangen und weitere Organe befallen. Es kommt zu Bauchschmerzen und blutigen Durchfällen. In betroffenen Organen kommt es zu einer starken Eiterbildung, Abszesse entstehen. Tropen-Touristen können sich diese Erkrankung als „Souvenir" mitbringen.

Artemisia-Abkömmlingen wirken darüber hinaus gegen **Kryptosporidien**. Diese einzelligen Parasiten sind eng mit Plasmodien verwandt, dem Malaria-Erreger, und verursachen die Infektion Kryptosporidiose bei Mensch und Tier, die mit Fieber, Schwindel, Bauchkrämpfen und Gewichtsverlust einhergeht und bei Menschen mit geschwächtem Immunsystem zu chronischem Durchfall führt. Etwa 3% aller mit AIDS in Zusammenhang stehenden Todesfälle gehen auf Kryptosporidien zurück. Artemisa-Derivate helfen auch gegen Giardiasis, eine Erkrankung des Menschen und von Säugetieren, die durch Geißeltierchen hervorgerufen wird. Diese Krankheit betrifft hauptsächlich den Dünndarm und kann zu einer Mangelernährung mit starkem Gewichtsverlust führen. Ist das Immunsystem geschwächt, kommt es zu Symptomen wie einer Gallenwegsentzündung und Bauchspeicheldrüsenentzündung mit krampfartigen Beschwerden im Oberbauch (vgl. ebd.).

Auch gegen **Leishmaniose** wirkt Artemisia. Von dieser Krankheit sind weltweit mehr als 500.000 Menschen betroffen. Sandmücken, welche die Leishmaniose über Leishmanien übertragen, treten durch den Klimawandel zunehmend in Deutschland auf und infizieren Menschen und Tiere. Innere Organe können betroffen sein, oder es bilden sich Beulen auf der Haut, die meist nach einem halben Jahr abheilen. Die zurückbleibenden Narben sind häufig entstellend. Ohne Therapie enden etwa drei Prozent der Krankheitsfälle tödlich (vgl. ebd.).

Artemisia annua und Artemisisin zeigten sich in Versuchen wirksam gegen **alle Arten von Protozoen** und alle Entwicklungsstadien und Formen dieser Parasiten (vgl. Aftab, S. 83).

Gefahr erkannt, Gefahr gebannt. Was hilft noch gegen Protozoen?

Protozoen und andere Mikroben können wir vermutlich nicht vollständig aus unserem Organismus eliminieren. Wir können aber unser Immunsystem so stärken, dass es sie in Schach hält und es nicht zu Krankheiten, Siechtum und Tod kommen braucht. Wir tragen das Wunder der Selbstheilungskraft in uns.

Kein Medikament kann uns heilen, nur der „innere Arzt“ (Paracelsus), unsere eigenen Selbstheilungskräfte, wenn wir sie entsprechend unterstützen. Insofern können wir mit Voigt, Krebs als „Überforderung unseres Immun- und Selbstheilungssystems durch Überschreitung der Immun-Kapazität des Selbstheilungssystems“ betrachten. Starke Immun- und Selbstheilungskräfte sind jederzeit in der Lage jede Krankheit und damit auch Krebs zu verhindern!

Unser Vitalstoffhaushalt muss stimmen. Die meisten Menschen sind heute unterversorgt mit Vitaminen, Spurenelementen, Mineralien, Omega-3-Fettsäuren und gleichzeitig beladen mit Säuren und Giftstoffen durch falsche Ernährung und mangelnde Bewegung. Damit öffnen sie dem Massenwachstum von Blutparasiten Tür und Tor. Voigt: „Eine verstärkte Vitalstoffzufuhr führt definitiv bei allen Menschen zu einer Stärkung der Immunkapazität.“ Ideal ist die nährstoffreichste Pflanze der Welt, Moringa oleifera, plus die Omega-3-Fettsäuren aus Chia und Leinöl. Zucker ist Tumornahrung und daher bei allen Krebsarten zu meiden. Außerdem sollte der Fleischverzehr eingeschränkt oder aufgegeben werden. Voigt: „Auch bei gebratenem oder gekochtem Fleisch dürfte ein großer Teil der Protozoen noch am Leben sein.“ Wir erinnern uns: Es gibt Einzeller, die 300 Grad Celsius überleben. Voigt bringt die Leukozytose oder vorübergehenden Anstieg der Leukozyten oder weißen Blutkörperchen nach einer Fleischmahlzeit mit Parasiten im Fleisch zusammen, weil sie bei Zufuhr von pflanzlichem Eiweiß wie Soja ausbleibt. „Dieser Masseninvasion stemmt sich unser Immunsystem mit einer Leukozytose entgegen.“ (ebd., S. 265)

Zur Entgiftung und Darmsanierung kommt der **Bacillus subtilis** sowie **getrocknete Papayasamen** wie gerufen. Etwa 80% unseres Immunsystems liegen im Darm. Bei Krebspatienten, so Voigt, ist in der Regel das Bindegewebe stark versäuert. Hier empfiehlt sich eine **Azidose-Therapie mit Selbstmassagen nach Dr. Collier**, wie ich sie bundesweit anbiete. Zur Entgiftung empfiehlt sich Selen und die Aminosäure Glutathion, beides in Moringa zu finden.

Gegen Krebsprotozoen, so Voigt, hat sich in China und auch bei uns die Bio-Elektro-Therapie von Dr. Pekar bewährt. „Die Ergebnisse aus China sind um ein Vielfaches besser als die Ergebnisse der Chemotherapie und nur einen Bruchteil so teuer.“ Dr. Beck und Dr. Hulda Clark haben einen einfachen Zapper entwickelt als Elektro-Therapie-Gerät, welcher nach Voigt gute Ergebnisse bei der Bekämpfung von Protozoen und anderen Mikroben im Blut erzielt. Auch in Deutschland, Österreich und der Schweiz arbeiten einige Ärzte und Heilpraktiker mit dieser Methode.
Eine Liste finden Sie im Internet unter www.drclark.com.

Infos auch bei www.Clarkzentrum-Deutschland.net oder www.drclarkcenter.de). Voigt selbst behandelte eine daumengroße juckende Flechte erfolgreich mit zwei Sitzungen Zapper mit der Tens-Elektrode und Gleichstrom.

Dr. Alfons Weber stellte bei seinen Krebs-Protozoen eine starke Ähnlichkeit mit den Malariaerregern fest und behandelte Krebs mit dem Antimalariamittel Chinin. Voigt: „Malariamittel sind eine chemische Alternative bei der Bekämpfung der Krebsprotozoen im Blut von Krebspatienten.“ (ebd., S. 260) Ich möchte ergänzen: bei jeder Art von Belastung durch pathogene Einzeller! Chinin ist nicht mehr auf dem Markt, es haben sich Resistenzen gebildet. Viel effektiver auch für diesen Zweck und ohne Nebenwirkungen ist **Artemisia**-Tee und -Pulver und **Moringa**-Tee und -Pulver. **Heilfasten** kann die Krebszellen aushungern, die einen regen Stoffwechsel und damit hohen Energiebedarf haben. Ich habe ein Buch „Fasten – leicht gemacht“ für Fasten-Einsteiger geschrieben. Schon Intervallfasten, ein oder zwei Tage die Woche nur Säfte und Gemüsebrühe, wäre nützlich.

Außerdem wird ein **Bewegungsprogramm** – wir sind Bewegungstiere! - und zum geistigen Aufbau unserer Selbstheilungskräfte Yoga, autogenes Training und Meditation oder **das authentische Reiki**, ich unterrichte es bundesweit, empfohlen. Voigt: „Es gilt, die Menge an Protozoen so stark zu dezimieren, dass die Abwehrkräfte im Körper wieder die Oberhand gewinnen und die Protozoen in Schach halten.“

Artemisia, ein effektives Wurmmittel

Viele denken, es gibt Würmer und andere Parasiten nur in Entwicklungsländern. Das stimmt aber nicht. Die Weltgesundheitsorganisation zählt Parasiten zu den sechs schädlichsten Erregern überhaupt. Das US-amerikanische Gesundheitsamt berichtet, dass sich die Häufigkeit von Bandwurminfektionen in den USA in den letzten Jahren verdoppelt hat. Flöhe können Bandwurmeier verbreiten, und es ist daher möglich, sich an seinem Haustier anzustecken. Mehr als 300 Wurmarten haben sich den Menschen als Wirt ausgesucht. Einen beeindruckenden Überblick finden Sie im „Parasiten-Handbuch“ von Hana Bláhová, www.Jim-Humble-Verlag.com. Hakenwürmer, die den Darm blockieren können, nimmt man zum Beispiel durch Barfußlaufen auf. Sie leben vom Blut des Wirtes. Es gibt sogar zahlreiche Untersuchungen, dass Parasiten an der Krebsentstehung beteiligt sind, wie z.B. von Hulda Clark oder Professor Dr. Nikolai N. Korpan in seinem Buch „Krebs - Die biologische und die medizinische Tragödie“, Verlag Wilhelm Maudrich. Würmer können mikroskopisch klein sein oder bis zu zehn Metern lang werden. Mikroskopisch kleine Würmer können durch ihre toxischen Ausscheidungen schwere Gesundheitsprobleme verursachen.

Egel, eine Plattwurmart, kann im Darm, der Leber, der Lunge und im Blut leben. Trichinen sind winzige Würmer, die Schweine befallen und durch das Essen von Schinken aufgenommen werden.

Grundsätzlich hat jedes Organ, so auch der Darm, ein Immunsystem, was von Natur aus in der Lage ist, jeden Krankheitserreger einschließlich Parasiten und Hefepilze zu zerstören. Bei den allermeisten Menschen sind aber der Darm und seine Bakterienflora nicht mehr gesund, sondern verschleimt und verschlackt. Neben unverdautem tierischem Eiweiß sind Schlacken und Schleim der ideale Nährboden für Parasiten. Wichtig sind Darmreinigung, eine basenbetonte Vollwert-Ernährung mit viel Frischkost und überwiegend harmonische Gefühle. Emotionen beeinflussen die Hormonausschüttung, den Level der Stresshormone, den Stoffwechsel, das Immunsystem und damit unsere Gesundheit und Lebenserwartung. Negative Gefühle wie Groll, Wut, Hass, Ängste, Neid und Eifersucht sollten transformiert werden, was zum Beispiel durch das authentische Reiki möglich ist.

Die meisten Menschen haben keine Ahnung, wie leicht es ist, sich mit Wurmeiern zu infizieren. Viel mehr Menschen, als sie wissen, sind mit Eingeweidewürmern belastet. Nicht nur, aber ganz besonders in warmen Gefilden wimmelt es nur so von gefährlichen Amöben, Hakenwürmern, Oxyren, Askariden, Geißelwürmern und anderen Schädlingen, die sich durch Millionen von Eiern vermehren. Bei uns können Sie sich durch Insektenstiche oder -bisse infizieren: ein Mückenstich reicht, aber auch ein Zeckenbiss oder der Biss einer Milbe. Einige der Parasiten saugen Blut aus den Schleimhäuten des Darmes, andere verursachen Entzündungen oder Geschwüre. Einige Eingeweidewürmer wandern bis in die Leber hinein. Man spricht von „Leberegel“ (Hulda Clark), und die befallenen Menschen oder Tiere können daran sterben.

Wurmerkrankungen sind alles andere als harmlos. Oxyren, kleine Madenwürmer, verursachen unangenehmes Beißen am After und können zu Tausenden in den Dickdarmschlingen gefunden werden. Im Darm gibt es außerdem Trichuren, Peitschenwürmer und viele andere Würmer. Der Schweizer Naturheilarzt Alfred Vogel geht in seinem Buch „Der kleine Doktor“ davon aus, dass bei uns mindestens 20 bis 30% aller Menschen mit Darmparasiten verseucht sind. Den Prozentsatz in heißen Ländern schätzt er auf 50 bis 80%. Nach Veröffentlichungen der Weltgesundheitsorganisation WHO hat jeder vierte Mensch Spulwürmer, und jeder Fünfte soll von einer der beiden Hakenwurmarten befallen sein. Zählt man Geißelwürmer und all die anderen Darmparasiten hinzu, kommt Vogel zu dem Schluss, dass bereits jeder dritte Erdenbürger mit Darmparasiten infiziert ist.

Das sind weltweit mehr als zwei Milliarden Menschen!

Alle Kleinlebewesen, so auch Würmer, sind „Mitesser" und schwächen und schädigen dadurch den Wirt. Zusätzlich wird der Organismus durch ihre mehr oder weniger giftigen Stoffwechselprodukte belastet, die ganz besonders die Leber schädigen. Sehr kleine Parasiten, die uns gefährlich werden können, sind Flagellaten, Lamblien, Salmonellen und Amöben. Lamblien oder kleine Wimperntierchen, die früher vor allem in warmen Ländern heimisch waren, nisten sich heute auch sehr oft bei uns als Darmparasiten ein. In Europa sind je nach Gegend 10 bis 20% der Bevölkerung befallen, in den USA etwa doppelt so viel. Kinder sind stärker betroffen als Erwachsene. Die Tendenz ist aufgrund des zunehmenden Fernverkehrs und der Klimaerwärmung steigend.

Die Auswirkungen von Wurmbefall bei Kindern sind oft verheerend. Dr. Vogel: „Kinder, die von Spul- oder Madenwürmern befallen sind, leiden meist unter den typischen Zuständen von Bleichsucht, Blutarmut, Appetitlosigkeit, Schlecksucht, Nachlassen der Lern- und Aufnahmefähigkeit, Zerstreutheit, Energielosigkeit und oft auch an starken Störungen des seelischen Gleichgewichts." Blasse Kinder, die immer müde und schlecht gelaunt sind, haben oft Würmer. Andere Symptome sind Nervosität, Schatten unter den Augen, Mangel an Geduld, ständiges Grübeln und Herumwälzen im Bett.

In tropischen Ländern wie Ägypten, Ost- und Südafrika besteht die Gefahr, durch das Baden in Süßwasserflüssen Bilharzia zu bekommen, eine gefährliche Tropenkrankheit. Schon ein einziges Fußbad in einem Süßwasserfluss kann zu dieser Krankheit führen. Parasiten dringen durch gesunde Haut in den Körper und bilden weiße Würmer in den inneren Organen, wie Nieren, Leber, Lunge und Herz.

Dr. Sepp Hannak nennt in seinem Artikel „Symptomatologie und Therapie der Trichuriasis" den Peitschenwurm Trichuris als den „offenbar häufigsten Schmarotzer des Menschen." In Mittel- und Süditalien erreicht der Befall bis zu 100% der Bevölkerung. In Deutschland überwiegt oft der Befall mit Trichuren den Askarisbefall. Untersuchungen in Baden ergaben eine Betroffenheit von 25% der Schulkinder, in Kiel wurden 11% Trichuris- und 8,2% Askarisfälle festgestellt. Die geschlechtsreifen Exemplare des Peitschenwurms setzen sich in der Darmschleimhaut fest und saugen Blut aus dem Wirtsorganismus. Die Symptome können ähnlich wie bei einer Tuberkulose sein. Es kommt zu Nabelkoliken, Wesensveränderungen, Kopfschmerzen, Appetitlosigkeit, rheuma-ähnlichen Gelenkbeschwerden, Müdigkeit und Druckschmerzen im Unterbauch.

Die Gesundheitsautoren Bodo J. Baginski und Shalila Sharamon weisen darauf hin, dass etwa 25% der Bevölkerung der Stadt New York von Darmparasiten befallen sind und etwa die Hälfte der Amerikaner zu irgendeinem Zeitpunkt ihres Lebens infiziert werden. Dr. Hulda Clark hat herausgefunden, dass Darm- und Leberegel unzählige Arten von Krebs verursachen können. Dr. Steven Rochlitz schreibt in seinem Buch „Allergien und Candida“, dass in den USA mehr als 50% der Wasserversorgung mit „Giardia lamblia“, einer Parasitenart, verseucht sind.

Helmut Wandmaker erwähnt in seinem Buch „Willst du gesund sein, vergiss den Kochtopf“, dass Menschenaffen von Parasitenbefall verschont bleiben, solange sie ihre natürliche Nahrung bekommen. Erst wenn sie mit gekochten Lebensmitteln gefüttert werden bekommen sie zum Beispiel Parasiten auf der Haut und in den Eingeweiden. Als Ursache macht er daher die „degenerierte“, denaturierte Zivilisationskost verantwortlich.

Studien über Artemisia annua und Würmer

Artemisinin-Derivate haben sich als äußerst wirksam gegen Parasiten erwiesen, welche Infektionen hervorrufen können wie Toxoplasma gondii, ein Erreger, der die gefürchtete Toxoplasmose hervorruft, die zu Verhaltensänderungen der Infizierten führt. Artemisia hilft auch gegen Trypanosoma- und Schistosoma-Arten, welche verantwortlich für Trypanosoma oder die gefürchtete Schlafkrankheit sind. Artemisin reduzierte bei Mäusen die Wurmlast innerhalb von sieben Tagen um 95% (vgl. Aftab u.a., a.a.O., S. 83). Artemisia-Derivate wirken auch gegen Amöben, Geißeltierchen und Kryptosporidien; über die Wirkung bei Einzellern berichte ich in einem Extra-Kapitel. Artemisia wirkt außerdem auf parasitäre Trematoden, die die Infektionskrankheit Opishorchiasis oder Chlonorchiasis auslösen. Es kommt dabei zu Fieber, Durchfall, der Erhöhung des Risikos für Gallengangskrebs und einer pathologischen, das heißt krankhaften, Veränderung der roten Blutkörperchen.

Wie werde ich Würmer wieder los?

Wichtig sind zur Prophylaxe und Therapie eine vollwertige Ernährung mit **Bio-Obst** und **Gemüse, Moringa** und **Artemisia** sowie **Bacillus subtilis** zur fortgesetzten Entgiftung und Reinigung von Zellen, Organen und Bindegewebe, eine basenüberschüssige Kost, schweißtreibende Bewegung wie Radfahren oder Laufen, Stressabbau und Aufbau eines gesunden Selbstwertgefühls, zum Beispiel durch **das authentische Reiki**. Es gibt nämlich auch eine psychische Disposition für Wurmbefall: Wenn ich zu viele Selbstzweifel, Sorgen und Ängste ausbrüte, schwäche ich meine Abwehrkräfte und mache die Tore weit auf für Invasoren, negative Menschen, die mich „auslutschen“ und Eindringlinge jeder Art wie Borrelien, Bakterien, Viren, Einzeller, Pilze und eben auch Würmer.

Als Wurmkur empfiehlt Dr. Vogel zur Beseitigung von Darmparasiten eine Kur mit **Papayakernen**. Drei Wochen lang kaut man täglich zehn Papayakerne. Nach drei Wochen soll die Kur noch einmal wiederholt werden, da man mit Naturheilmitteln wie Papaya die Würmer, aber nicht die Eier abtöten kann. Man wiederholt die Kur so lange, bis sich keine Würmer mehr im Stuhl zeigen.

Alternativ empfiehlt Karl O. Glasel in seinem Buch „Heilung ohne Wunder und Nebenwirkungen“, zur Abtreibung von Madenwürmern oder Oxyren regelmäßig morgens nüchtern und abends einige **rohe Möhren** zu essen. Sie enthalten ätherische Öle, die antibakterielle und vermifuge (lat. Vermis = Wurm und fugare = vertreiben) Wirkungen zeigen. Eine vermifuge Wirkung entfaltet auch **Artemisia annua** als Tee und als Blattpulver. Zur Abtreibung von besonders hartnäckigen Spulwürmern oder Askariden empfiehlt Gläsel, über 24 Stunden lang ausschließlich rohe Möhren, etwa ein Kilo, zu verzehren. Zur Abtreibung von Parasiten kommt auch Grapefruitkernextrakt sowie frisch gepresste Säfte aus selbst gezogenen Getreidegräsern wie Gerstengras oder Kamutgras infrage. Ich habe ein Buch über „Gerstengrassaft“ im Windpferd-Verlag veröffentlicht, was ein Longseller geworden ist.

Artemisia annua ist ein wunderbares Entwurmungsmittel, am besten zusammen mit Bacillus subtilis zu nehmen. Sowohl der Tee als auch das Blattpulver haben eine günstige Wirkung. Artemisia annua ist auch Bestandteil von „Worms Squirm!“, einem amerikanischen Entwurmungsmittel. Das Kraut des einjährigen Beifußes wird in der Beschreibung als „wirksam gegen alle Beschwerden des Verdauungssystems wie Verstopfung oder Verdauungsstörungen“ bezeichnet und „sehr wirkungsvoll gegen Parasiten“. Dr. Eva Dimmendaal bezeichnet Artemisia annua als „hochwirksam gegen Parasiten“, wie in ihrem Buch „Borreliose – das Selbsthilfebuch“ nachzulesen ist.

Untersuchungen mit Artenusat, einem Artemisinin-Derivat, zeigten, dass die Belastung mit Eingeweide-Würmern um 100% das heißt, vollständig, zurückging (Fathy 2011, zitiert in Aftab u.a., a.a.O., S. 83). El-Beshbishi u.a. zeigten 2013, dass Artemisinin bei Mäusen bei nur einer einzigen Gabe einen Rückgang der Wurmlast um 95% bewirkte (vgl. ebd.). Auch die Eier der Würmer starben ab und wurden ausgeschieden.

Artemisinin zeigte sich außerdem wirksam gegen den Parasiten Eimeria tenella sowie Helicobakter pylori (vgl. ebd.). Artemisinin zeigte sich als effektiv gegen Histomanosis, eine parasitäre Erkrankung von Puten und Hähnchen (vgl. ebd., S. 82). Artenusat bekämpfte erfolgreich Trematoden wie Schistosoma japonicum, Schistosoma Mansoni, Fasciola hepatica und Clonorchis sinensis (vgl. ebd.).

Als Wurmkur empfiehlt sich einjähriger Beifuß als Tee oder Blattpulver über einen Zeitraum von vier Wochen, gern kombiniert mit Bacillus subtilis und Papayakernen. In dieser Zeit sollte morgens und abends ein Flohsamenschalen-Trunk eingenommen werden aus zwei Esslöffel Psyllium, in Bio-Qualität z.B. bei „Spira Verde", auf einen viertel Liter Wasser, um die Absorption der Wurmgifte und Ausscheidung auch der Wurmeier zu unterstützen. Weitere Tipps finden sich im Buch von Halima Neumann und im Buch von Alan Baklayan, „Parasiten - die verborgene Ursache vieler Erkrankungen", Goldmann. Der Autor ist Heilpraktiker in München und hat sehr gute Erfolge mit dem von Dr. Hulda Clark entwickelten Zapper gemacht. Viele Naturheilärzte und Heilpraktiker arbeiten mit der Parasitenkur nach Dr. Hulda Clark, eine Liste gibt es im Internet. Durch einen gesunden Lebensstil sorgen wir dafür, dass wir nicht länger anfällig für Parasiten sind. Das Milieu ist entscheidend. Ernährung, Lebensstil, Einstellungen: Die haben dazu beigetragen, unseren natürlichen Schutzmechanismus zu verlieren. Gesunde Ernährung, ein gesunder Lebensstil und positive Einstellungen können uns nun dabei helfen, Parasiten zu beseitigen und einen erneuten Befall zu verhindern.

Hilft Artemisia auch bei Pilzbefall?

Pilze im Körper – das ist eine unangenehme Vorstellung. Allerdings hat sie fast jeder im Darm. Der bekannteste Darmpilz ist Candida albicans. Mehr als 70% der US-Amerikaner, so die Pilz-Expertin Halima Neumann, sind mit Hefepilzüberwucherung und deren Folgeschäden in Behandlung. Schon das Neugeborene kann sich im Geburtskanal mit Candida-Pilzen anstecken. Essen wir gesund, nehmen wir keine Antibiotika oder die Anti-Baby-Pille, auch kein Cortison, so hält die gesunde Darmflora aus Lactobacillus bifidus und acidophilus den Darmpilz in Schach. Kommt die Darmflora aber aus dem Gleichgewicht, zum Beispiel durch Antibiotika als Medizin oder im Trinkwasser oder im Fleisch aus der Massentierhaltung, kann es kritisch werden. Antibiotika bekämpfen nur Bakterien, nicht aber Viren und Pilze. Sterben die gesunden Bakterien, können sich Pilze stark vermehren. Der Pilz wuchert im Darm, und seine Stoffwechselprodukte sind toxisch.

Sie belasten unser Immunsystem und können müde und erschöpft machen. Aggressive Darmpilze attackieren sogar die Killerzellen, die das Immunsystem gegen sie zur Abwehr aussendet. Pilze jeder Art lieben ein saures Milieu mit einem pH-Wert von 4 bis 5.

Experten gehen von einem Prozentsatz von 70 bis 90% Pilzbefall in der Bevölkerung aus.

Die meisten Menschen sind heute übersäuert, aus dem Säure-Basengleichgewicht gefallen. Schuld sind säure bildende Nahrungsmittel, Stress und Genussgifte wie Alkohol. Schon Pasteur postulierte: Es ist nicht die Mikrobe, sondern das Milieu, was entscheidet, ob der Mensch krank wird oder nicht. Viele Menschen haben sich ein Darmmilieu geschaffen, in dem Pilze wie Candida albicans sich wohlfühlen und sich stark vermehren. Man kann sich merken: Die Mikroorganismen im Darm passen sich unseren Ernährungsgewohnheiten an. Schlechte Ernährung begünstigt die Entwicklung von schlechten Darmbakterien, während sich die guten immer weiter zurückziehen. Süßigkeiten, Cola-Getränke und Kuchen sind das ideale „Futter“ für Pilze. Durch Fehlernährung über Jahrzehnte kann sich die Darmflora komplett umstrukturieren. Parasiten und Pilze bilden Toxine, Giftstoffe, mit denen sie die Darmflora weiter schädigen. Pilze und Parasiten entziehen dem Körper wichtige Nährstoffe und schwächen das Immunsystem. Etwa 80% des Immunsystems sind im Darm angesiedelt. Die Darmschleimhaut kann porös oder durchlässig werden, man spricht von „Leaky Gut Syndrom“, und Schadstoffe, Pilze, Mikroben wie Einzeller wandern ins Blut und durch den Körper. Ist die Darmflora ins Krankhafte gekippt, spricht man von „Dysbiose“. Es kann Monate und Jahre dauern, diesen Vorgang umzukehren.

Der Pilze-Spezialist und Heilpraktiker Alan Baklayan schreibt in seinem lesenswerten Buch „Parasiten“, Goldmann-TB, dass etwa 90% aller jungen Frauen bereits mindestens einmal im Leben einen Vaginalpilz hatten. Pilze wie Candida albicans können sich bei einer kohlenhydrathaltigen Mahlzeit in zwei Stunden mit einer Potenz zehn hoch vier vermehren, das heißt, dass aus einem Pilz 10.000 werden. Hormonpräparate und die Anti-Baby-Pille begünstigen das Wachstum. Pilze, so Baklayan, leben oft in einer Symbiose mit Würmern und Egeln. Pilze haben neurotoxische Eigenschaften. Sie machen müde, antriebsschwach und depressiv. Stress fördert das Candida-Wachstum. Durch die konstante Stimulation der Nebennieren wird der Körper mit selbst erzeugten Steroiden überflutet, was auf Dauer zu einer Immunschwäche führt.

Ich empfehle ein Anti-Stress-Programm: Meditation oder das authentische Reiki. Sind die natürlichen Barrieren Immunabwehr und Darmflora geschwächt, entartet Candida in eine Fadenpilzform, die wurzelähnlich lebendes Gewebe und Zellen gewaltsam durchdringt und dabei Stoffwechselgifte in den Blutkreislauf ausschüttet. Ist der Pilz über die Blutbahn und das Zwischenzellgewebe, Bindegewebe, Kapillargefäße und Lymphe in die inneren Organe vorgedrungen, spricht man von einer Candida-Mykose. Die Stoffwechselgifte der Pilze schädigen die Funktion der Leber, ihr Speichervermögen für Glukose und ihre Glukose-Umwandlungskapazität werden reduziert. Bei mehr als 80% der Neurodermitiker wurde eine Pilzüberwucherung mit Candida festgestellt. Die vom Pilz freigesetzten Stoffwechselgifte fördern allergische Reaktionen gegenüber Nahrungsmitteln und Fremdeiweißen wie Pollen und Katzenhaaren. Aflatoxine sind die Stoffwechselgifte der Schimmel- und Hefepilze. Sie schädigen Leber, Nieren, Milz und das Nervensystem. Offene Esswaren entwickeln ungekühlt bei Raumtemperatur schon nach vier Stunden Schimmelpilze, wie man unter dem Mikroskop sichtbar machen kann.
Halima Neumann: „Pilz-Medikamente schaffen grundsätzlich nur vorübergehende Abhilfe, wenn nicht der Darm von altem faulendem Müll befreit, die Darmflora aufgebaut und die gewohnte gärungsaktive Ernährung geändert werden!“ (in „Stop der Azidose“, a.a.O., S. 35) Die Symptombehandlung mit Antimykotika, Pilzkillern, beseitigt das Übel nicht in der Wurzel. Dr. Felix Perger, Österreich, berichtet, das bei 98% aller Fälle, mehr als 2.500 in seiner Praxis, nach wenigen Monaten ein Rückfall eintrat, wenn nicht gleichzeitig die Darmflora aufgebaut wurde und eine Ernährungsumstellung erfolgte.

Vielleicht haben Sie ständig einen „Jieper“ nach Süßem. Das kann ein Zeichen dafür sein, dass Ihr „Mitbewohner“, der Candida-Pilz, Hunger hat. Er liebt nämlich einfache Kohlenhydrate wie Weißmehlprodukte, Schokolade und gesüßte Getränke. Je mehr Sie davon konsumieren, desto mehr wächst der Pilz und fordert Nachschub. Wenn Sie jetzt meinen, Sie könnten den lästigen Pilz durch Fasten aushungern, ist das keine gute Idee. Der Pilz bekommt im Darm nicht mehr genug Nahrung und macht sich auf die Reise. Er kann so durch den ganzen Körper wan-dern, sogar ins Gehirn. Bei Verdacht auf Mykosen oder Pilzbefall im Darm bitte nicht fasten! Candida gilt als „fakultativ pathogen“. Hat er eine bestimmte Größenordnung erreicht, kann er gesundheitsgefährlich werden. „Wird dies nicht erkannt, kann das zur völligen Verpilzung, zum Tode führen.“ (Voigt, a.a.O., S. 17) Schätzungen – „Die Neue Ärztliche“, Ausgabe 24/90) gehen von etwa 8.000 Todesfällen pro Jahr in Deutschland durch unerkannten Pilzinfektionen aus.

Trotzdem werden Candida albicans und weitere schädliche Pilze von der Schulmedizin bagatellisiert.

Bei chronischen Verdauungsstörungen, Hauterkrankungen, Allergien und Beschwerden, die therapieresistent sind, sollte man an eine krankhafte Candida-Besiedelung denken. Die Auswirkungen der Stoffwechselgifte, die der Pilz in den Blutkreislauf schüttet, können sein: Migräne, Depressionen, Libidoverlust, Asthma, Gewichtszunahme, Hormonstörungen, Schlafstörungen, Zuckersucht, Anfälligkeit für Infektionen, Durchfall oder Verstopfung, Stimmungsschwankungen, aggressive Stimmung, Konzentrationsschwäche, Gedächtnisprobleme, Neurodermitis, Paradontose durch Pilznester im Mund, Sodbrennen und Koliken. Auch ein Vitamin-B12-Mangel kann auf Pilzbefall zurückgehen. Eine von Pilzen befallene Dünndarm- oder Magenschleimhaut kann nicht mehr ausreichend Vitamin B12 absorbieren. Hiervon sind auch Fleischesser betroffen.

Halima Neumann schreibt in ihrem Buch „Stop der Azidose, Allergien und Haar-ausfall" vom amerikanischen Physiker Steven Rochlitz, der herausfand, dass der Candida-Pilz das giftige Gas Acetaldehyd entwickelt, das den Überträgerstoff im Corpus Callosum zerstört, dem Nervenfaserbündel, das beide Gehirnhälften miteinander verbindet. Acetaldehyd ist ein noch gefährlicheres Nervengift als Formaldehyd. So werden Gehirnzellen und unser Gemüt gravierend vom Candida-Pilz beeinträchtigt mit Symptomen wie Vergesslichkeit, Lernunlust, Konzentrationsmangel, mangelnde Impulskontrolle, Depressionen, Legasthenie und Apathie. Das Immun- und Nervensystem sowie der Hormon- und Stoffwechselprozess werden zunehmend geschädigt. Truss erkannte schon 1984 in den USA, dass Menschen mit Candidabefall durch die Aktivität dieser Hefepilze deren giftige Stoffwechsel-abfallprodukte Acetaldehyd und Aflatoxin selbst im Körper erzeugen.

Die Heilpraktikerin Ulla Kinon beschreibt einen typischen Krankheitsverlauf bei Candidabefall: „Zwangsläufig verstärken sich die Symptome von Blähungen und Schmerzen, denn diese Pilze vergären die Kohlenhydrate. Es entstehen Alkohol, Gase und eine schmerzhafte Entzündung der Darmschleimhaut. Der Alkohol belastet die Leber, die ihn zusammen mit den im Darm gebildeten Fäulnisgiften abbauen und ausscheiden muss. Vitalstoffmängel bewirken eine allgemeine Abwehrschwäche als verstärkende Ursache für einen neuerlichen Pilzbefall."

Pilze in Lebensmittel stellen eine weitere Gefahr da. In der Lebensmittelindustrie werden Enzyme von mehreren Schimmelpilzarten wie Aspergillus, Penicillium und Mucor eingesetzt, obwohl deren krankmachende Wirkungen bekannt sind.

Im Buch von M. Schata, „Allergische Erkrankungen durch Schimmelpilze“ (HAL-Verlag), werden die Anwendungsbereiche beschrieben: Bierherstellung, Fruchtsaftverarbeitung, Backwaren, Marmeladen- und Süßwarenproduktion, kommerzielle Milch- und Käseprodukte, Fleisch- und Fischbearbeitung. Wer schon einmal einen Nagelpilz hatte, weiß, wie schwer der wieder los zu werden ist. Das liegt daran, dass wir ihm ein saures Milieu anbieten, in dem er sich gut entwickelt. Harmlose Pilzerkrankungen gibt es nicht. Auch Fuß- und Nagelpilz kann in die Blutbahn gelangen und innere Organe infizieren. Versuchen Sie es mal mit **Artemisia-Pulver und –Tee** innerlich und **Artemisia-Salbe** äußerlich. Dazu müssen Sie Ihre Fußnägel sehr kurz schneiden und die Salbe ins Nagelbett einmassieren. Sie sollten sich außerdem um eine basen-überschüssige Kost bemühen. Wir sollen zu 80% basenüberschüssig und nur zu 20% säure-überschüssig essen. Die größten Basenbildner sind Gemüse, Kräuter und Oliven, allen voran Moringa und Artemisia annua.

Anti-Pilz-Therapien

Wie werde ich ein Zuviel an pathogenen Pilzen wieder los? **Eiweißreiche Pflanzenkost** hilft. Außerdem bieten sich **Papayakerne**, auch getrocknet an, die Proteasen, das sind Eiweißspaltende Enzyme enthalten. Zur Aufnahme von Darmgiften sollte morgens nüchtern ein Flohsamenschalen-Drink getrunken werden: zwei Esslöffel Psyllium auf einen viertel Liter lauwarmen Wasser. Ballaststoffe auch in Chiasamen sind wichtig zum Ausräumen der Pilz-Stoffwechsel-Rückstände.

Da der Candida-Pilz an kohlenhydratreicher Kost wächst, ist eine eiweißreiche, leicht verdauliche Nahrung notwendig, die nur wenige Stoffwechselschlacken hinterlässt. Entziehen wir dem Pilz die Nahrung, die ihn mästet, können wir ihn aushungern, und uns bleibt noch genug zum Genießen übrig. Dazu eignet sich eine pflanzliche Eiweißkost mit Moringa und Spirulina-Algen, Avocado, Nusseiweiß in Mandeln und Walnüssen, Sesam- und Leinsamen, Chiasamen, Amaranthgetreide, Quinoa, Ziegen- oder Schafsjoghurt, Geflügel und Eier, aber nicht aus Massentierhaltung. Bei allen kommerziell geschälten und abgepackten Nüssen besteht Schimmelpilzgefahr, also immer Nüsse in der Schale kaufen und selbst knacken. Räucherwaren wie Salami sind Bakterien-, Viren- und Schimmelpilzträger und täuschen ihr Frische mit giftigen Konservierungsstoffen vor. Schimmelpilze können direkt oder auf dem Umweg über Futtermittel für Milchkühe, Geflügel usw. in die Nahrungskette und damit in den menschlichen Darm gelangen.

Amalgamgifte schwächen die Immunabwehr. Daher ist eine Entfernung der Amalgamplomben notwendig. Amalgam besteht überwiegend aus giftigem Quecksilber. Man sollte sich einen Zahnarzt aussuchen, der mit Kofferdamm arbeitet und mit Koriander, Bärlauchtinktur und Afa-Algen ausleitet. Aloe-Essenz, Echinacea, Cystus-Tee, Moringa und La-Pacho-Tee sind gute Immunstärker. Das Spurenelement Selen in Verbindung mit Vitamin E kann gefährliche Schwermetallgifte und schädigende Stoffwechselgifte der Pilze neutralisieren. Selen findet sich konzentriert in Paranüssen, und Vitamin E konzentriert in Hanfsamen und Hanföl. Apfelessigbäder helfen ebenfalls in der äußeren Anti-Pilz-Therapie, wie der Leutkircher Chemiker Gerhard Orth weiß. Tägliche heiße Wannenbäder von 30 Minuten mit jeweils einem viertel Liter Essigzugabe ergab bei 30 Tagen eine deutliche Reduzierung der Pilze. Die Wirkung wird mit 500 Gramm Meersalz pro Bad verstärkt. Bei äußerem Pilzbefall wie Nagel- und Fußpilz kann australisches Melaleuca-Teebaumöl (Apotheke) helfen oder selbst hergestellte oder gekaufte Artemisia-Salbe (siehe Kapitel Artemisia-Salbe selbst gemacht) .

Ein neuer harmloser „Star" unter den natürlichen Anti-Pilz-Mitteln ist **Artemisia annua**. Arteannuin B und Artemisinin in Artemisia annua, Sesquiterpenoide in Artemisia annua, zeigten eine überzeugende Wirkung gegenüber Candia albicans sowie vier weiteren Pilzen, die vor allem Pflanzen, aber auch Menschen und Tiere befallen. Diese Pilze heißen Gaeumannomyces graminis var, Tritici, Rhizoctonia cerealis, Gerlachia nivalis und Verticillium dahliae. Falls Sie also an Ihren Rosen, Dahlien, Pfirsichen oder Süßkirschen Pilzbefall entdecken, probieren Sie es mit einem Artemisia-Extrakt. Die Ergebnisse von Artemisia annua als Anti-Pilz-Mittel kann man nachlesen in der Studie „Terpenoids and Falvonoids from Artemisia Species" von Hai Quiu Tang und weiteren Forschern, veröffentlicht in der renommierten Fachzeitschrift „Planta Medica". Sie finden die Studie im Kapitel über wissenschaftliche Arbeiten in diesem Buch. Sowohl Artemisia annua als auch Moringa oleifera versorgen den Körper bestens mit Basen und entziehen Pilzen damit den sauren „Boden". Außerdem sorgen die Bitterstoffe in Artemisia dafür, dass die Leber ihre Entgiftungskapazität hochfährt, um Stoffwechselgifte von Candida-Pilzen auszuscheiden.

In einem Test mit einem Extrakt aus Artemisia annua zeigte sich dieser äußerst wirksam gegen vier Pilze: Bipolaris marydis, Rhizoctonia cerelis, Alteraria alternate und Fusarium oxysporum (vgl. Aftab u.a., a.a.O., S. 240). Der Blattextrakt bewirkte ein um durchschnittlich 89,55% verringertes Pilzwachstum dieser Pilzarten. Essenzielle Öle in Artemisia annua konnten das Wachstum von vier weiteren Pilzen eindämmen. Es handelte sich diesmal um die Pilze Sclerotinia Sclerotiorum, Botrytiscinerla, Plytopthora infestans und Verticillium dahlia (Soylu u.a. 2005, nach Aftab u.a., a.a.O. S. 240).

Wie merken wir, ob wir Candida und andere Pilze losgeworden sind? Nach drei Monaten sollten wir an den Körpersignalen merken, ob wir den Pilzbewuchs unter Kontrolle gebracht haben. Rückgang der Allergien, Blähungen, Erschöpfungszustände, Gliederschmerzen und Beläge im Mundraum, besonders auf der Zunge, das sind wichtige Indikatoren. Und ein neues Niveau von Lebensfreude und Vitalität.

Artemisia hilft auch bei Borreliose

Im Januar 2017 machten die „Super-Schwestern" Gigi und Bella Hadid Schlagzeilen. Sie gehören zu den begehrtesten Models der Welt. Doch ihr Leben ist nicht nur Glamour. Bella, 20 Jahre alt, vom Magazin „GQ" zum „Model des Jahres" gewählt, ist krank. Sie ist mit Lyme-Borreliose infiziert. Ihre Mutter Yolanda, die an derselben Krankheit leidet, im „Hamburger Abendblatt": „Es ist schwer, sich vorzustellen, dass diese Lichtgestalt auf den Titelseiten solche Probleme hat." Auch der jüngste Spross, Anwar, 17, leidet unter der tückischen Krankheit. Die Mutter vermutet, dass sich die Familie bei einem gemeinsamen Urlaub durch Zeckenbisse infiziert hat. Verschont blieb der Vater, Immobilienmogul Mohamed Hadid, 68, von dem Yolanda geschieden ist. Bella Hadid schildert die Auswirkungen ihrer Infektion: „Es beginnt mit Gedächtnisverlust. Manchmal bringe ich keinen Satz zustande. Ich bin auch oft sehr müde." Zudem leidet sie unter Angstzuständen. 2016 schwebten die Schwestern sogar erstmals gemeinsam als „Victoria´s Secret"-Engel über den Laufsteg. Angesichts dieser Erkrankung eine große Leistung.

Mikroben spielen eine wichtige Rolle in unserem Leben. Etwa 70% der Erwachsenen leiden unter Herpes simplex. Zu unpassenden Gelegenheiten und immer wieder bricht Lippenherpes auf. Andere haben Borreliose und leiden darunter ein Leben lang. Ich kenne kaum jemanden, der nicht jemanden kennt, der Borreliose hat. Bei vielen bleibt diese Erkrankung unerkannt, weil die Symptome sehr vielfältig sind und es nur wenige Ärzte gibt, die auf diese Krankheit spezialisiert sind.

Borreliose ist die häufigste durch Zecken übertragene Infektionskrankheit. Borrelien sind Spiralbakterien, die Zellen, Knochen-, Haut-, Muskel- und Fettgewebe mit ihrem Spiralantrieb durchbohren. Sie wandern ins Herz, in die Leber, in die Nieren, Augäpfel und über die Blut-Hirn-Schranke auch ins Gehirn.

Ein betroffener Patient beschreibt die Symptome: „Die immer wiederkehrenden grippeähnlichen Beschwerden waren zermürbend. Die Ergüsse im Knie und anderen Gelenken waren furchtbar schmerzhaft und führten zu starken Behinderungen. Zu dieser Zeit mussten abwechselnd drei Familienangehörige an Krücken gehen." (P. Murray in Horst, H., „Einheimische Zeckenborreliose bei Mensch und Tier", a.a.O., S. 12). Borrelien können auch durch andere Insekten wie Stechmücken, Flöhen, Bremsen, Milben und sogar Fliegenlarven übertragen werden. Nur etwa jede 1.000. Zecke ist Trägerin von FSME oder Frühsommer-Mengingoenzephalitis, einer Krankheit, für die es eine Impfung gibt, aber jede 10 bis 15% der Zecken tragen Borrelien, die Erreger der Borreliose-Krankheit, in sich. Es gibt kaum eine Krankheit, bei der die Ursache nicht eine Borreliose-Infektion sein kann. Neue wissenschaftliche Untersuchungen legen nahe, dass auch „Volkskrankheiten" wie Arthritis und Herzschwäche Spätfolgen eines Zeckenbisses sein können. Klares Zeichen einer akuten Borrelieninfektion ist eine Entzündung der Haut, die sich ringförmig um den Zeckenstich ausbreitet. Doch diese „Wanderröte" (Erythema migrans) tritt in etwa der Hälfte der Fälle nicht auf. Die anfangs noch milden Symptome wie Abgeschlagenheit, Müdigkeit, Gelenk- und Kopfschmerzen und leichtes Fieber werden oft fälschlich als Zeichen einer Erkältung oder Grippe in-terpretiert. Bei Fortschreiten der Erkrankung entwickeln sich folgende Symptome: Entzündungen einzelner Gelenke, Taubheit von Füßen und Händen, Nervenschmerzen, Brennen auf oder unter der Haut, Herzrhythmusstörungen, ständige Müdigkeit, Rückenschmerzen, Lähmungen, Schwindel, Zittern (Tremor), starke Kopfschmerzen, Kurzatmigkeit, Aggressionen, Depressionen und Beklemmungen, ähnlich bei der Angina pectoris. Es können auch schwerste Behinderungen auftreten, die an Multiple Sklerose oder Amyotrophe Lateralsklerose, ALS, denken lassen. Die vielfältigen Symptome entstehen durch die chronische Entzündung, aber auch durch die Produktion von Toxinen und Neurotoxinen, welche die Borrelien selbst produzieren. Einen sicheren Laborteststandard gibt es bisher nicht, alle Tests sind extrem fehleranfällig. Fehldiagnosen borrelioseunkundiger Ärzte sind die Regel.

Es gibt Menschen, ich gehöre dazu, die noch nie von einer Zecke gebissen wurden. Obwohl ich im Sommer in Shorts im hohen Gras gärtnere. Es gibt Menschen, die zwar von Zecken mit Borreliose-Viren gebissen werden, aber nicht erkranken. Diese Beispiele zeigen, wie wichtig ein kraftvolles Immunsystem ist. Viren, Bakterien und andere Erreger sind überall. Nur einige Menschen werden krank, andere haben eine stabile Gesundheit. Woran das liegt? An vielen Faktoren. Wahrscheinlich das Wichtigste ist die optimale Versorgung mit Vitalstoffen.

Unsere Böden sind ausgelaugt, und der Vitalstoffrückgang in unseren Lebensmitteln alarmierend. Dann stärkt regelmäßige Bewegung unser Immunsystem. Alle Primaten sind Bewegungstiere. Es wird zu mindestens 20 Minuten Ausdauertraining pro Woche geraten. Auch Muskelaufbau durch Krafttraining kurbelt die Produktion von Anti-körpern an. Zum Aufbau gesunder Selbstheilungskräfte empfehlen sich Meditation, Yoga und authentisches Reiki. Zwischen Geist und Gesundheit gibt es enge Verknüpfungen. Jeder sollte lernen, auf seinen Körper zu hören, seine Bedürfnisse zu kennen und ihn entsprechend zu unterstützen. Diese Fähigkeiten hat der zivilisierte Mensch längst verloren. Im Frühjahr 2011 schlug das Borreliose Centrum in Augsburg Alarm. Dr. Armin Schwarzbach hat mit Patienten zu tun, die an den Spätfolgen der Borreliose-Erreger leiden. Der Zeckenexperte geht von 1,2 Millionen neu erkrankten Deutschen jährlich aus. Die Krankenkassen schätzen, dass sich jährlich 798.000 Menschen neu mit Borreliose infizieren. Da aber in der Regel nur Borreliose-infektionen mit Wanderröte zur Meldung gelangen, dürfte seinen Schätzungen zufolge die Zahl der Erkrankungen zwei bis drei Mal so groß sein. Die Zecken wurden genau untersucht. Dr. Schwarzbach stellte fest, dass sie nicht nur Borreliose und die Hirnhaut-erkrankung FSME übertragen, sondern es wurden etwa hundertzwanzig (!) verschiedene Erreger gefunden, darunter zum Beispiel Rickettsien, Bartonella, Ehrlichia und Babesia, die eine Borreliose sehr verschlimmern können. Dr. Schwarzbach spricht von einer „Mischinfektion". Bisher wurden allein 110 Sorten Viren aus 116 Zeckenarten isoliert (vgl. Horst, a.a.O., S. 42). Mit jedem Stich durch einen Blutsauger, den sogenannten Vektoren oder Überträgern, gelangen also viele hundert verschiedene Mikroben in unser Blut (vgl. Voigt, a.a.O., S. 213). Aber nicht nur von Zecken gehen auch bei uns Gefahren aus. Voigt: „Was viele sich nicht vorstellen können, ist die Tatsache, dass alle Mücken, aber auch Zecken, Läuse, Milben, Flöhe und andere blutsaugende Insekten ständig alle möglichen Bakterien, Viren, Protozoen (Einzeller), Pilze und Wurmeier auf das Blut ihrer Opfer übertragen." (ebd., S. 212)

Nicht jeder Stich einer mit Borrelien infizierten Zecke führt zu einer manifesten Krankheit. In vielen Fällen ist der Abwehrmechanismus des Wirtsorganismus fit genug, um den Erreger an der Ausbreitung zu hindern. Wir sehen wieder, wie wichtig ein fittes Immunsystem ist, das wir durch Antioxidanzien-Stars wie Moringa und Artemisia annua sowie mit einer Darmsanierung durch den Bacillus subtilis aufbauen können. Man kann sich vorstellen, dass ein schwaches Immunsystem mit einer solchen Invasion schlicht überfordert ist.

Auch Umweltgifte wie zum Beispiel Lösungsmittel, so Hulda Clark, schwächen massiv die Abwehr. Im Borreliose Centrum Augsburg wird mit Artemisia annua therapiert. Bei Menschen, die schon länger unter Borreliose leiden, bringt die konventionelle Antibiotika-Therapie bei einer Rückfallquote von etwa 75% nicht viel. Borrelien befinden sich oft an Stellen, die für Antibiotika nicht oder nur schwer zugänglich sind. Außerdem: Wenn Borrelien „merken", dass ein Antibiotikum kommt, wandeln sie sich blitzschnell in eine Kugelform um, in eine so genannte „Zyste", und werden damit nahezu unangreifbar für das Antibiotikum. Eine lang andauernde Antibiotikatherapie kann großen Schaden im Körper anrichten durch die Zerstörung der Darmflora, die Lähmung des Immunsystems und durch Schwermetallbelastung zum Beispiel mit Aluminium. Für eine erfolgreiche Bekämpfung von Borrelien braucht der Körper natürlich ein fittes Immunsystem. Ich möchte keine falschen Hoffnungen wecken: Artemisia annua heilt wahrscheinlich keine Borreliose. Jedenfalls gibt es noch keine wissenschaftlichen Studien, welche dies belegen. Diese Krankheit gilt als unheilbar. Was Artemisa aber macht: es schützt uns vor der Krankheit, indem unser Immunsystem gestärkt wird und mit den Borrelien klar Schiff macht. Therapeutisch sorgt der einjährige Beifuß dafür, dass die Virenlast sich reduziert, die Beschwerden abklingen und viele Menschen wieder ein beschwerdefreies Leben führen können.

Dr. Friedrich Douwes von der „Klinik St. Georg" arbeitet bei Borreliose mit Ganzkörpererwärmung sowie Sauerstofftherapie. Der Forscher Dr. Simon vom Max-Planck-Institut für Immunbiologie bestätigte, dass Borrelien weder Hitze noch höhere Konzentration von Sauerstoff mögen. Auch dies scheint also ein vielversprechender Therapie-Ansatz zu sein (www.klinik-st-georg.de).

Artemisia-Therapie bei Borreliose

Artemisia annua wird sogar schon in der Schulmedizin bei Borreliose eingesetzt, zum Beispiel vom Borreliose Centrum Augsburg. Dort verabreicht man den Patienten Kapseln, die mit Krautpulver gefüllt sind. Anamed macht gute Erfahrungen mit Artemisia-Tee, die Dosis liegt bei fünf Gramm pro Tag während vier Wochen, dann 1,25 Gramm pro Tag während vier bis acht Wochen. Wie wirkt Artemisia? „Anamed" schreibt: „Bei Borreliose öffnet Artemisia die Zelle, die den Borrelien als Versteck dient. Die Organisation empfiehlt, Artemisia bei Krebskranken und Borreliose-Kranken immer in Zusammenhang mit Moringa einzunehmen. Durch diese Kombi-Therapie lassen sich ungünstige Wirkungen mit Medikamenten, die Cytochrom P450 enthalten, aufheben."

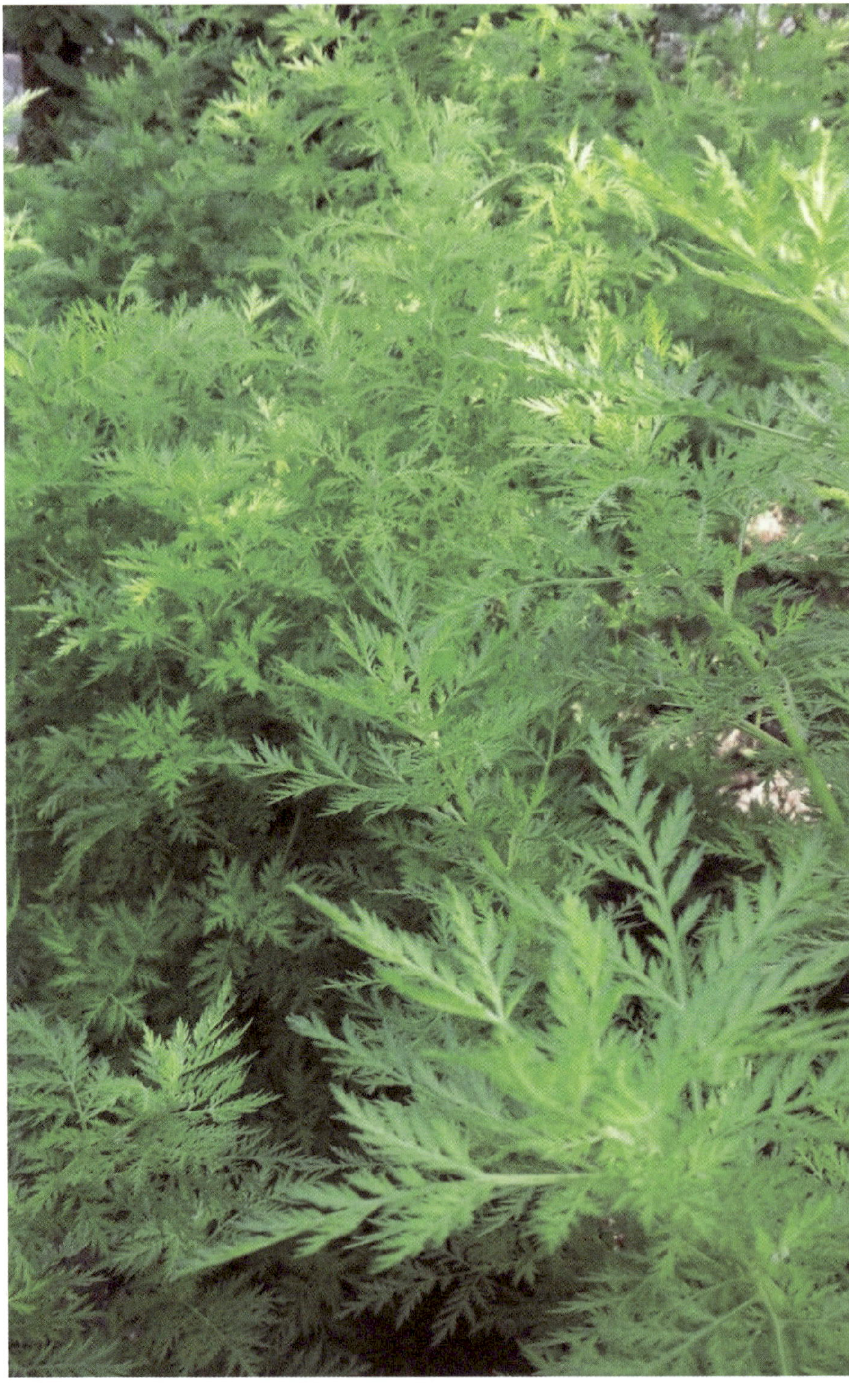

Dr. Eva Dimmendaal empfiehlt in ihrem Buch „Borreliose – das Selbsthilfe-Programm“ **einjährigen Beifuß** neben **wilder Karde** und **Zistrose**, alle drei Pflanzen als Tinktur. Zistrose tötet keine Borrelien wie Artemisia annua und wilde Karde, hilft dem Organismus aber bei der Ausleitung von Schwermetallen. Zur Ausleitung der Toxine empfiehlt Dr. Dimmendaal, viel stilles Wasser zu trinken. Auch **Bacillus subtilis** leitet Schwermetalle aus. Im Internet findet sich ein fundierter Vortrag von Dr. Dimmendaal, Ärztin für Naturheilverfahren, unter dem Titel „Zivilisationskrankheit Borreliose und ihre Co-Infektionen aus ganzheitlicher-naturheilkundlicher Sicht“ mit weiteren Ernährungstipps. Artemisia annua bezeichnet sie darin als „stark blutreinigend“ und „hoch wirksam gegen Parasiten, Malaria, Co-Infektionserreger“ sowie „krampflösend“ und „verdauungsfördernd“. Nach Fritz-Alfred Popp kommunizieren unsere Zellen durch Biophotonen bzw. Lichtquanten miteinander. Durch Borreliose wird die Biophotonenproduktion auf Dauer zum Erliegen gebracht. „Durch **Photonentherapie** gelangen künstliche Photonen in die Zelle und regen diese idealerweise wieder an, wieder Biophotonen zu produzieren und damit den regelrechten Stoffwechsel zu gewährleisten.“ Es entsteht ein positiver Effekt aufs Immunsystem, Nerven- und Hormonsystem. Mit Photonentherapie könne man die Borreliose und Co-Infektionen erfolgreich behandeln und Neurotoxine insbesondere nach der Antibiotikatherapie ausleiten.
Dr. Andreas Dabsch und Sigrun Dabsch haben eine Praxis für Allgemeinmedizin und ganzheitliche Medizin und Ernährung nach der TCM (traditionelle chinesische Medizin). Sie schreiben in ihrem Internet-Aufsatz „Borreliose, EBV (ein Virus der Herpesfamilie) und chronische Infektionen und Artemisia“: „Medizinisch besonders hervorzuheben ist der Einjährige Beifuß.“ Die Naturheilkundler heben hervor, dass die antibakterielle und antifungale Aktivität von Artemisia annua-Extrakten gegenüber Artemisia vulgaris, dem gewöhnlichen Beifuß, nachgewiesen wurde. „Die antibakterielle Wirksamkeit erfasst sowohl grampositive als auch gramnegative Bakterien und wird nicht nur dem Artemisinin, sondern auch ätherischen Ölen wie Kampher und Germacren D zugeschrieben.“ Sie empfehlen Artemisia annua bei allen viralen und bakteriellen Infektionen und zur begleitenden Tumortherapie.

Im Internet finden sich unter „Einjähriger Beifuß und **Lapacho**: Universaltherapie gegen Parasiten“ folgende Empfehlung: „10 bis 20 Gramm der getrockneten Pflanze täglich, sieben bis 14 Tage lange über den Tag verteilt als Tee trinken. Den Beifuß-Tee sollte man so dosieren, dass man ungefähr alle drei Stunden etwas konsumiert, da der Hauptwirkstoff Artemisinin nur eine recht kurze Halbwertzeit im Blut besitzt. Bereits nach zwei Tagen sollte

die Therapie anschlagen, trotzdem mindestens sieben Tage fortsetzen, um eine mögliche Bildung von Resistenzen seitens der Erreger zu verhindern.“ Im Internet in Blogs finden sich viele positive Beispiele von Therapieerfolgen mit dem einjährigen Beifuß bei Borreliose.
Auch der Privatdozent Dr. med. habil. Dieter Hassler empfiehlt einjährigen Beifuß in der Borreliose-Therapie, neben Photonentherapie. Dr. med. Ingo Woitzel berichtet, dass er durch die Photonentherapie der Lyme-Borreliose mit Bionic 880 in weit über 90% seiner Patienten Beschwerdefreiheit erzielen konnte. Eine gute Bekannte mit Borreliose ist ebenfalls mit Photonentherapie fast beschwerdefrei geworden, die verbleibenden Beschwerden hofft sie, mit Artemisia loszuwerden.

Dr. Dietrich Klinghardt sagt in seinem Aufsatz über die Lyme-Borreliose, „Ein Blick jenseits der Behandlung mit Antibiotika“, „Die am häufigsten übersehende Begleiterkrankung sind die Wurmerkrankungen. Spulwürmer (Ascariden) sind am häufigsten, Bandwürmer sind ebenfalls sehr häufig. Würmer mutieren genau wie Bakterien und existieren in ihrer vollen bekannten morphologischen Größe, können aber auch mikroskopisch vorhanden sein.“ Auch gegen Würmer helfen Artemisia annua und Bacillus subtilis. Zusätzlich würden bei Wurmbefall Ärzte und Heilpraktiker, die nach Dr. Hulda Clark arbeiten, sicherlich als Therapie mit dem Zapper Würmer und Borrelien abtöten.

Wer sich nicht auf sein Immunsystem verlassen will, kann natürlich als Schutz vor Borreliose auch zu Zecken-Sprays greifen, die gleichzeitig gegen Mückenstiche helfen. Die Stiftung Warentest untersuchte 14 Sprays. Zehn Sprays erzielten das Ergebnis „gut“, die besten Sprays waren „Anti Brumm“ (Zeckenstopp) und „Autan“ (Protection Plus Multi Insektenschutz). Der Schutz hält etwa sechs Stunden vor. Unter den als „gut“ bewerteten Sprays waren auch günstige, „Squi-free“ von DM-markt und „Zeckito Classic“ von Rossmann (vgl. Artikel aus dem „Hamburger Abendblatt“ vom 29.4.2017: „Die besten Sprays gegen Zecken“). Auch Wildtiere sowie Haustiere wie Hunde und Katzen können wie der Mensch mit Borrelien infiziert werden und entweder ein Reservoir darstellen oder selbst erkranken.

Ich empfehle daher zur Stärkung des Immunsystems neben Artemisia annua zusätzlich Moringa, Bacillus subtilis, Cystus-Tee, wenig Zucker zu essen, ausreichend Schlaf, Bewegung in frischer Luft, eine basenüberschüssige Ernährung.

Meine Freundin, Dr. Marianne E. Meyer, Ernährungswissenschaftlerin, berichtet auf ihrer Webseite von ihrem Bekannten Johann Würtz, der sich infizierte, trotzdem die vierstufige Elektrotherapie nach Dr. Robert C. Beck sowie die Polabhängige Magnettherapie (PAMT) nach Dr. William H. Philpott geholfen haben. Außerdem nahm sie stabilisertes Allicin, ein Knoblauchextrakt, 400 Milligramm pro Tag. Sie schreibt auf ihrer Homepage: „Weil die Krankheit sich bereits chronifiziert hatte, konnte ich mit Heilung nicht mehr rechnen; doch ich konnte leben!“. Sie schreibt, dass schätzungsweise 80% der Menschen mit Borrelien infiziert sind. „Die Borreliose ist eine systemische Erkrankung, die nach Chronifizierung nicht heilbar ist. Mit zunehmendem Alter altert auch das Immunsystem, dann brechen sich auch jahrelang ruhende Borrelien-Nester Bahn. Der Mensch stirbt an den Folgen der Borreliose. Es sei denn, er stärkt sein Immunsystem so, dass es auch im fortgeschrittenen Alter fit bleibt.

Artemisia – eine Hilfe auch bei Krebs?

„Es ist eine verhängnisvolle Tatsache, dass jedes Jahr mehr Menschen ihren Lebensunterhalt mit Krebs verdienen, als daran sterben.“

G. Eduard Griffin

Krebs kann man als Geißel der Menschheit betrachten. Nach Herz-Kreislauf-Erkrankungen wie Herzinfarkt und Schlaganfall stellt Krebs die zweithäufigste Todesursache in den Industrienationen dar, mit steigender Tendenz. In den USA allein tötet Krebs jährlich mehr als eine halbe Million Menschen. Lungenkrebs ist in den USA die häufigste Todesursache bei Krebs, gefolgt von Prostatakrebs bei Männern und Brustkrebs bei Frauen. Schulmedizinische Behandlungsmethoden sind Operation sowie Strahlen- oder Chemotherapie. Sowohl Krebs- als auch gesunde Zellen werden dadurch abgetötet. Wenn Artemisia Krebs vorbeugen oder gar heilen könnte – das wäre fast zu schön, um wahr zu sein.

Vor einigen Jahren entdeckten Henry Lai und Narendra Singh von der Universität Washington das Artemisia-Derivat Artemisinin als vielversprechendes Mittel gegen Krebs (Informationen auch unter http://brd-schwindel.org/beifuss-uraltes-wissen-gegen-krebs/). Wieso könnte Artemisinin oder gar die ganze Pflanze ein Krebsheilmittel sein? Dazu muss man sich vergegenwärtigen, wie der Wirkstoff Artemisinin bei Malaria wirkt. In den Malaria-Erregern, den sogenannten Plasmodien, findet sich eine hohe Konzentration von Eisen. Wenn Artemisinin in Kontakt mit Eisen gerät, löst dies eine chemische Reaktion aus, durch die freie Radikale erzeugt werden. Das Peroxid in Artemisinin wird vom Eisen „zerbrochen“, was sich sofort in zwei sehr aggressive freie Radikale verwandelt. Diese greifen die Zellmembranen der Parasiten an, und zerstören so die Malaria-Erreger.

Ähnlich wirkt Artemisinin auch auf Krebszellen. Krebszellen benötigen viel Eisen, um bei der Zellteilung ihre DNS zu reproduzieren. Krebszellen weisen auf ihrer Oberfläche viele Transferrin-Rezeptoren auf, um mehr Eisen aufnehmen zu können. Transferrin ist ein Eisen bindendes Eiweiß. Die Rezeptoren binden Eisenteilchen und leiten sie ins Zellinnere. Man kann also sagen, dass sich die Krebszelle mit möglichst viel Eisen vollpumpt. Plasmodien oder Krebszellen enthalten 10 bis 1000 Mal mehr Eisenionen als normale Zellen[5]. Bekommt nun der Krebskranke Artemisinin, wird eine ähnliche Reaktion wie bei der Malaria-Erkrankung ausgelöst. In der Krebszelle kommt es zu einer massiven Bildung und Freisetzung von Sauerstoffradikalen, sodass die Krebszelle zerstört wird. Bestätigt wurden diese Ergebnisse bei Brustkrebszellen (vgl. Intern. J. Oncology 18: 767, 2001, Effnert et al.). Nach Zugabe von Artemisinin waren nach acht Stunden 75%, nach 16 Stunden fast alle Krebszellen abgetötet. Leukämiezellen waren sogar nach acht Stunden vollständig vernichtet. In vitro, also im Labor, war Artemisinin am meisten wirksam gegen Zelllinien von Leukämie, Dickdarmkrebs, Melanome (Schwarzer Hautkrebs), Brust-, Eierstock-, Prostata-, Gehirn-, und Nierenkrebs. Sie können bei Google „Artemisinin Krebs“ und jede beliebige Krebsart eingeben wie „Artemisinin Lungenkrebs“ und werden fündig. Artemisinin ist nicht nur effektiv, sondern wirkt auch selektiv, im Gegensatz zu Strahlen- oder Chemotherapie, welche Krebs- UND gesunde Zellen angreifen. Artemisinin hingegen wirkt ausschließlich auf Krebszellen toxisch, während es im Hinblick auf normale gesunde Zellen unwirksam ist. Sogar Krebszellen, die gegen Zytostatika resistent sind, wurden abgetötet. Eine Therapie mit Artemisinin kann also auch bei Krebsarten erfolgreich sein, bei denen konventionelle Krebstherapien nicht anschlagen. Noch ein großer Pluspunkt: Alle Krebsarten reagieren empfindlich auf Artemisinin, die sehr langsam wachsenden Krebszellen mit geringerem Eisengehalt weniger als schnell wachsende Krebszellen. Durch eine Eisengabe parallel zur Artemisinin-Gabe kann der Eisengehalt der Krebszelle vergrößert und ihre Sensibilität gegenüber Artemisinin gesteigert werden. Gerade bei schnell wachsenden Krebsarten wie Bauchspeicheldrüsenkrebs oder akuter Leukämie ist Artemisinin BESONDERS wirksam. Warum? Diese Krebsarten zeichnen sich durch eine besonders hohe Zellteilungsrate und damit auch eine besonders hohe Eisenkonzentration aus. Neuere Untersuchungen belegen, dass Artemisinin auch einen günstigen Einfluss auf die Neuangiogenese nimmt, das ist die Neubildung von neuen Blutgefäßen der Krebszelle. Dieser Wirkstoff kann demnach die Metastasenbildung der Krebszelle behindern oder aufhalten. Henry Lai entdeckte, dass Artemisinin in Zellkulturen etwa 100mal wirksamer ist, um Krebszellen zu töten, als bekannte

Zystostatika, das sind Anti-Krebsmittel. Im Rahmen einer komplementären, ergänzenden, Krebstherapie wurden den Patienten erst Eisenpräparate verabreicht, um die Eisenkonzentration in den Krebszellen zu erhöhen. Danach bekamen sie sechs Wochen lang Artemisinin. Wie Artemisinin ist auch Artenusat ein Bestandteil der Artemisia-Pflanze. Wie Artemisinin entfaltet es seine krebszellentötende Wirkung durch seine chemische Reaktion mit Eisen. Ebenfalls entstehen dabei freie Sauerstoffradikale. Wissenschaftler des BioQuant-Zentrums der Universität Heidelberg und des Deutschen Krebsforschungsinstituts DKFZ erforschten die Wirkung des Artemisia-Derivats Artesunat auf Krebszellen. Krebszellen zeigten fragmentierte, das sind zerstörte, Mitochondrien auf. Mitochondrien sind die Kraftwerke der Zellen. Die Forscher sprachen vom „Artenusat-induzierten programmierten Zelltod der Krebszelle" und veröffentlichten ihre Forschungsergebnisse im „Journal of Biological Chemistry". Die Forschungsgruppe „Systems Biology of Cell Death Mechanisms" von Dr. Nathan Brady untersuchte den Artenusat-induzierten Zelltod bei Brustkrebszellen. Sie fanden heraus, dass die Erhöhung des Eisengehaltes in den Lysosomen der Krebszellen die Wirkung von Artesunat steigert und sie damit angreifbarer macht. Lysosomen sind Zellorganellen, die von einer Membran umgeben sind.

Dr. A. Hamacher-Brady, wissenschaftliche Mitarbeiterin in der Forschungsgruppe „Integrative Bioinformatics and Systems Biology" unter der Leitung von Prof. Dr. Roland Eils fand heraus, dass Artenusat die Umwandlung von Mitochondrien in Zelltod-Organellen durch die Freisetzung von sogenannter Pro-Zelltod-Moleküle bewirkt, was zum Zelltod der Krebszelle führt. Außerdem zeigten die Wissenschaftler, dass Artenusat Mechanismen in der Krebszelle blockiert, die für ihr Überleben und ihre Verbreitung notwendig sind, wie das Recyceln von Zellbestandteilen bei begrenzter Nährstoffzufuhr. Auch die Heidelberger Wissenschaftler konnten nachweisen, dass Artenusat nur den Zelltod in Brustkrebszellen auslöst, nicht aber in gesunden Brustepithel-Zellen (aktuelle Info des BioQuant-Zentrum im Internet unter www.ibios.dkfz.de/tbi, Stichwort „Artesunate".
Originalveröffentlichung A. Hamacher-Brady, H.A. Setein, S. Turschner u.a., „Artenusate activates mitochondrial apoptosis in breast cancer cells via iron-catalysed lysomalreactive oxygen species production", J. Biol Chem. Vom 25.2.2011; 286(8): 6587-6601, DOI: 10.1074/jbc.M110.210047)

Eine Pilotstudie aus Großbritannien, die in „EBioMedicine" veröffentlicht wurde, kam zum Ergebnis, dass Artenusat gegen Dickdarmkrebs hilft. Die Wissenschaftler der St. George`s University of London gaben Patienten vor der Dickdarmkrebs-Operation zwei Wochen lang Artenusat oder ein Placebo.

42 Monate nach dem Eingriff lag die Rückfallquote bei der Placebogruppe bei 50%, in der Artenusate-Gruppe bei nur zehn Prozent. Die Überlebensrate nach über zwei Jahren betrug bei Artesunat-Behandlung 91%, mit Placebo nur 57%. Das Artemisia-Derivat führte offenbar dazu, dass die Vermehrung der Tumorzellen deutlich reduziert wurde. Studienleiter Devinder Kumar betont: „Größere Studien mit Artesunat, die darauf abzielen, gut tolerierte und bequeme Krebs-Therapien zu entwickeln, sollten dringend begonnen werden."[6]

Forscher fanden schon 1995 heraus (Moore et al., 1995), dass die Kombination von Dihydroartemisinin mit Eisensulfat Tumorwachstum bremst. Singh und Lai zeigten 2001, dass dieser Bestandteil der Artemisia-Pflanze besonders Brustkrebszellen angreift, aber keine gesunden Körperzellen. Artemisinin und seine Derivate stoppen das Wachstum von Krebszellen, bewirken eine Apoptose, das ist Selbstmordmechanismus, der Krebszelle, stören den Zyklus der Krebszelle und machen sie wieder für die körpereigene Abwehr sichtbar[7]. Schulmedizinische Behandlungsformen wie Strahlentherapie können weitere Krebserkrankungen entstehen lassen. Artemisinin wirkt effektiv bei vielen verschiedenen Krebsarten und hat nur minimale oder gar keine Nebenwirkungen, wie schon die Verwendung als Anti-Malaria-Mittel bewies. Auch als Prävention zum wirksamen Schutz vor einer Krebserkrankung kommt Artemisinin, so Gary L. Firestone und Shyam N. Sundar, infrage.

Einige weitere Fallbeispiele und Ergebnisse klinischer Studien
Ein 72-jähriger Mann mit einem bösartigen Tumor der Speiseröhre bekam über neun Monate hinweg Spritzen mit Artenusat sowie Artenusat-Tabletten. Artenusat ist ein Artemisinin-Derivat. Nach neunmonatiger Behandlungszeit war der Tumor um 70% geschrumpft (vgl. Aftab, „Artemisia annua", a.a.O., S. 212). Die Behandlung war nicht nur wirksam bei der Bekämpfung des Tumors, sondern verbesserte auch die Lebensqualität und verlängerte das Leben des Patienten. Artenusat, was auch in der ganzen Artemisia-Pflanze vorkommt, verlängerte das Leben von zwei Patienten, die an einem Aderhautmelanom litten. Die klassische Chemotherapie hatte bei Ihnen versagt. Die Artenusat-Therapie hatte keinerlei Nebenwirkungen.
Die Metastasen gingen bei beiden Patienten deutlich zurück, und ihr Gesundheitszustand stabilisierte sich (vgl. ebd.). Beide überlebten den Krebs, der mit Stufe IV diagnostiziert war, und waren noch 47 Monate nach der Diagnose am Leben (vgl. ebd., S. 213).

Tabletten mit Artemether, einem weiteren Artemisinin-Derivat aus der Artemisia-Pflanze, über einen Zeitraum von zwölf Monaten halfen einem 75-jährigen Mann, der unter einer Krebsgeschwulst der Hirnanhangsdrüse litt, „Makroadenom" genannt. Der Tumor veränderte seine Konsistenz und wurde weich. Die damit verbundenen Symptome gingen signifikant zurück. Artemether überwindet leicht die Bluthirnschranke und besitzt eine längere Halbwertzeit als Artemisinin.

Eine klinische Studie mit 120 Patienten mit fortgeschrittenem Lungenkrebs ergab eine wesentlich bessere Kontrolle der Erkrankung und Ausbremsung der Krebsentwicklung mit Artresunat in Kombination mit Chemotherapie. Die Überlebensrate der Patienten konnte wesentlich verbessert werden, ohne dass durch die Artesusat-Behandlung irgendwelche Nebenwirkungen beobachtet wurden (vgl. ebd., S. 213). Eine Studie mit zehn Patienten, die einen fortgeschrittenen Gebärmutterhalskrebs hatten, zeigte, dass Artenimol, ein weiterer Artemisinin-Abkömmling, zu einer deutlichen Verbesserung der Symptome führte und sehr gut vertragen wurde. Die Artenimol-Behandlung bewirkte eine Remission, einen Rückgang, innerhalb von durchschnittlich sieben Tagen (vgl. ebd.). Erfolge mit einer Artenusat-Kombinations-Therapie konnten bei Brustkrebs in Deutschland erzielt werden[8] und in Großbritannien bei Dickdarmkrebs[9] (vgl. a.ebd.).

Artemisinin, so Aftab u.a. in ihrem Standardwerk, „ist hoch selektiv, was das Töten von Krebszellen betrifft, und hat ein weites Aktionsspektrum, wobei es effektiv gegen viele Krebsarten wirkt." (ebd., S. 205) „Artemisinin und seine Derivate stellen ein potentes Anti-Krebsmittel dar, und sind dabei auch wirksam gegen Krebszellen, die gegenüber Strahlen- und Chemotherapie resistent sind.
Dabei hat Artemisinin tatsächlich überhaupt keine negative Wirkung auf gesunde Zellen." (ebd.) Die Autoren stellen fest, dass trotz Forschungen auf diesem Gebiet der Anti-Tumor-Mechanismus von Artemisinin und der zugrunde liegende Mechanismus auf Molekular-Ebene von den Wissenschaftlern „noch nicht vollständig verstanden wird." (ebd.) Die Anti-Krebswirkung beruht zum großen Teil darauf, dass viele Signalwege der Krebszelle unterbrochen werden (vgl. ebd. S. 206) So bewirkt Artemisinin den Selbstmord der Krebszelle, stoppt die Metastasenbildung, unterbindet den Stoffwechsel der Krebszelle und stört und unterbindet ihre Entwicklung (vgl. ebd.).

Ist die ganze Pflanze vielleicht noch wirksamer bei Krebs als Artemisin und Artenusat?

Mit Sicherheit wirken noch viele weitere Stoffe in der Artemisia-Pflanze krebsvorbeugend oder sogar krebsheilend oder verlangsamen zumindest das Krebsgeschehen. Zu den essenziellen Ölen in Artemisia gehört Menthol, welches eine zytotoxische Wirkung auf Krebszellen ausübt und das bösartige Zellwachstum ausbremst (Farco und Grundmann, 2013). Alpha Terpineol, ein weiteres der essenziellen Öle, hemmt die Entwicklung von Leukämie-Zellen, wie Lampronti u.a. 2006 herausfanden, und verhindert das Wachstum von Krebszellen über einen Mechanismus, der den so genannten NF-KB-Durchgang stört (Hassan u.a., 2010). Professor James A. Duke nennt 19 Inhaltsstoffe in den Artemisia-Blättern, welche eine Anti-Krebs-Wirkung entfalten[10].

Fünf bioaktive Substanzen wirken gegen Brustkrebs, vier gegen Pankreaskrebs, drei gegen Hautkrebs, und drei gegen Dickdarmkrebs. Zu den Stoffen mit Anti-Krebswirkung zählen Alpha-Amyrin, Alpha-Humulen, Apigenin, Artemisinin, Koumarin, Geraniol, Isoquercetin, Limonene, Luteolin, Oleanol-Säure, Rhamnetin, Scopoletin und Tetramethylether. Viele davon sind Polyphenole. Mindestens sechs Bestandteile von Artemisia stimulieren das Immunsystem. Ein starkes Immunsystem ist wichtig, damit der Körper erfolgreich in das Krebsgeschehen eingreifen und bösartige Zellen aus dem Verkehr ziehen kann.
Es gibt heute weltweit einen Trend, Heilpflanzen auf die traditionelle Art zu nutzen. Einige Autoren sind zu dem Ergebnis gekommen, dass die Konzentration von Artemisinin in Pflanzen-Auszügen von Artemisia annua drei Mal so effektiv sind wie Artemisinin allein (Willcox et al., *„Artemisia annua* as a traditional herbal antimalarial, S. 43-59, In: Willcox, M.L., u.a., „Traditional Medicinal Plants and Malaria", CRC Press, Boca Raton, Florida, USA 2004).

Die Nichtregierungsorganisation „Anamed" hat einen Ratgeber herausgebracht „Artemisia annua Anamed" („A3"): „Open Info" zum Thema Erfahrungen bei Krebs" (Stand 18. Juli 2015). Diese Organisation hat eine Artemisia-Pflanze gezüchtet, ein Hybrid, den man nur durch Stecklinge vermehren kann. Die Krebs-Therapie mit A-3 ist in Deutschland allerdings noch keine anerkannte Therapie.
„Anamed" weist darauf hin, dass krebskranke Mitarbeiter in Anlehnung an die Empfehlungen der Traditionellen Chinesischen Therapie TCM in der akuten Phase 5 bis 10 Gramm Artemisia-Blattpulver pro Tag in der akuten Phase je nach Schwere der Erkrankung eine Woche lang oder über Monate lang und in der chronischen Phase 1,25 Gramm Blattpulver über Wochen oder gar Jahre einnehmen sollten. Ein stark gehäufter Teelöffel A3-Teeblätter als Pulver entspricht 3 Gramm, ein stark gehäufter Teelöffel Moringa-Blattpulver entspricht 5 Gramm. Als Vorschlag empfiehlt „Anamed" Krebskranken, eine Blut- bzw. Tumoruntersuchung durchführen zu lassen.

Dann nimmt man sechs Wochen lang zehn Gramm A-3-Pulver täglich in Joghurt oder Mineralwasser verrührt, auf Wunsch mit fünf bis zehn Gramm Moringa-Blattpulver verstärkt. Moringa hemmt den enzymatischen Abbau von Medikamenten[11]. Dadurch bleiben die Artemisia-Inhaltsstoffe länger in der Blutbahn, und stärken das Immunsystem (vgl. Barbara Simonsohn, „Moringa - der essbare Wunderbaum", Jim Humble Verlag). Danach führt man wieder eine Laboruntersuchung durch. Eine wöchentliche Untersuchung durch seinen Arzt wird ebenfalls empfohlen. Verschiedene Ärzte wie die in der Emil Schlegel Klinik in Rottenburg[12] arbeiten mit Anamed zusammen, „andere Ärzte auf Anfrage". Dr. Hans-Martin Hirt spricht von „etwa 20 antitumoralen Inhaltsstoffen in der Artemisiapflanze", nach Professor Duke, die als „Bio-Chemotherapeutika" wirken. „Jeder dieser Stoffe wirkt gegen ein ganzes Spektrum verschiedener Tumorarten. Zusätzlich enthält Artemisia 225 weitere Stoffe, die das Tumorgeschehen beeinflussen können."

Im Normalfall empfiehlt der Apotheker, Dr. Hirt, Krebskranken, morgens mit dem Frühstück fünf Gramm Moringapulver und 2,5 Artemisia-Pulver einzunehmen, und abends noch einmal die gleichen Mengen. Im akuten Fall wird die Dosis zwei Mal täglich auf fünf Gramm Moringa, ein gehäufter Teelöffel und fünf Gramm Artemisia-Pulver, das entspricht zwei gehäuften Teelöffeln, in Joghurt eingerührt, zwei Mal täglich erhöht. Wer Artemisia lieber als Getränk einnimmt, macht sich aus den getrockneten Blättern einen Tee. Nach Dr. Hirts Erfahrungswerten hilft Artemisia-Tee einem Drittel der Patienten nicht, einem weiteren Drittel etwas und einem weiteren Drittel erstaunlich gut, „manche sprechen sogar von „Heilung". In seinem Rundbrief 07/2016 schreibt Dr. Hirth: „Da schreibt eine Patientin, dass ihr Onkologe ihr zu anamed-Rezepten riet, nachdem er selber von metastasierendem Prostatakrebs gesund geworden ist, unglaublich." Ein Patient litt unter Kehlkopfkrebs. Er bekam neun Monate lang Artenusat-Spritzungen und Tabletten mit diesem Artemisia-Wirkstoff. Sein Tumor verkleinerte sich signifikant um etwa 70%, nach nur zwei Monaten dieser Behandlung. Der Patient fühlte sich auch subjektiv viel besser. Seine Lebenserwartung war gestiegen, wie auch seine Lebensqualität (Singh und Verma, 2002, „Case report of a laryngeal squamous cell carcinoma treated with artesunate", Archive of Oncology, Ausgabe 10 (4), S. 279-80). Auch im Tierversuch war ein Abkömmling von Artemisinin erfolgreich. Forscher gaben krebskranken Ratten morgens ein Eisenpräparat. Sechs Stunden später bekamen sie im Abstand von zwei Stunden drei Mal Dihydroartemisinin, eine wasserlösliche Form von Artminisin. Die Wachstumsrate des Tumors wurde dadurch ausgebremst.

Es traten keine Nebenwirkungen auf (Moore J C. ua.a, „Oral administration of dihydroartemisinin and ferrous sulfate retarded implanted fibrosarcoma growth in the rat“, Cancer Letters, 98(1): S. 83-7, 1995).

Am bekanntesten für seine Tumorwirkung ist bisher Artemisinin, was auch gegen Tumore patentiert ist. Es wird aber noch selten in der Tumortherapie eingesetzt. Die ganze Pflanze ist wahrscheinlich noch wirksamer als Krebsheilpflanze, weil viele Inhaltsstoffe, wie auch die Polyphenole, eine Anti-Krebswirkung entfalten, und die einzelnen Inhaltsstoffe oft synergetisch als Symphonie der Nährstoffe zusammenwirken. Allerdings: Eine ganze Pflanze lässt sich nicht patentieren, und so hat die Pharmaindustrie kein Interesse an ihr, was nichts über ihre Wirksamkeit aussagt.

Spielen Parasiten bei der Krebsentwicklung eine Rolle?

Wer sich mit dem Thema Krebs ausführlich beschäftigt, stolpert automatisch über Dr. Hulda Clark. Ihr Buch „Heilverfahren aller Krebsarten“ mit über hundert Fallgeschichten geheilter Personen rüttelte bei Erscheinen viele Menschen auf. Ihr Ansatz ist in meinen Augen aktueller denn je. Die Autorin betrachtet die Belastung mit Lösungsmittel und Mykotoxinen vor allem durch Schimmelpilze als wichtigste Bedrohung für unsere Gesundheit. Lösungsmittel lassen Parasiten in Tiere und Gewebe eindringen, wo sie zuvor niemals Fuß fassen konnten, und verursachen Krebs, HIV und viele weitere Krankheiten (vgl. Clark, Hulda, „Heilverfahren aller Krebsarten“, a.a.O., S. 483). Bei Krebskranken fand sie den Großen Darmegel in der Leber, der dort Ortho-phosphotyrosin bildete, einen Wachstumsfaktor, der normale Körperzellen zur beschleunigten Zellteilung treibt, also zur Krebsentwicklung (vgl. ebd. auch auf Seite 55). Weiße Blutkörperchen, die damit beschäftigt sind, Umweltgifte wie Quecksilber, Aluminium oder Nickel zu entfernen, können nicht gleichzeitig erfolgreich Parasiten, Bakterien und Viren bekämpfen (vgl. ebd. S. 84 u. S. 25). Viele Heilpraktiker und Naturheilärzte in Deutschland, der Schweiz und Österreich arbeiten nach den Methoden von Hulda Clark, die einen Doktortitel der Physiologie und einen Doktortitel der Naturheilkunde besitzt. Ich empfehle für alle Krebspatienten, Angehörige und Menschen, die viel tun wollen, damit sie nie krebskrank werden, das Kapitel „Werden Sie wieder gesund“ Seite 59 bis 145 in „Heilverfahren aller Krebsarten“. Was für die Therapie Krebskranker taugt, ist natürlich auch als Prophylaxe sinnvoll.

Die Forscherin Tamara Lebedewa bläst ins selbe Horn. In ihrem Buch „Krebserreger entdeckt!“ zitiert sie Professor M. Newjadomskij, der sagte, die Onkologie sei ein Zweig der Parasitologie und der Krebs nicht nur eine Geschwulst, sondern eine allgemeine Erkrankung des Organismus (vgl. ebd., S. 56).

Ihre Untersuchungen und Experimente führte Lebedewa in den führenden wissenschaftlichen Instituten von St. Petersburg durch (vgl. ebd., S. 62). Was sie dabei herausfand: Krebszellen sind nicht menschliche Zellen, wie die offizielle Onkologie behauptet, sondern im menschlichen Organismus lebende Trichomonaden, die unter für sie günstigen Bedingungen äußerst aggressiv werden. Krebs ist weit weniger gefährlich für einen Menschen, der ein gesundes Leben führt und seine Immunität auf hohem Niveau hält. „Chemotherapie, chirurgische Eingriffe und Bestrahlung traumatisieren den Körper und lenken die Abwehrkräfte vom Kampf gegen Parasiten ab.“ (ebd., S. 65) Lebedewas Buch liest sich spannend wie ein Krimi. Auch ihre Bücher „Reinigung“ sowie „Herzinfarkt vorbeugen und heilen“ sind sehr lesenswert.

Ein Professoren -Werk, die Autoren sind u.a. Professor Dr. Xin Yu-Ling und Professor Nikolai N. Korpan, ist „Krebs – die biologische und die medizinische Tragödie“. Schon Professor W. Kollath sagte: „Die medizinische Wissenschaft verfolgt ihre Probleme und die Andersdenkenden.“ Die Autoren monieren, dass es unter Chemotherapie manchmal zu einer Verkleinerung der Tumoren kommt, „Chemotherapie aber keine Verbesserung der Lebenserwartung bringt.“ (ebd., S. 110) Nur insgesamt ein Prozent der Krebsarten reagieren wie gewünscht auf Chemotherapie (vgl. ebd.) Ich möchte ergänzen: Chemotherapic bringt meist eine gravierende Verschlechterung der Lebensqualität mit sich. Chemotherapie bei Krebs verbessert die durchschnittliche Lebensrate der Patienten bei allen Krebsarten durchschnittlich nur um magere zwei Prozent (vgl. Morgan, 2004, in Aftab u.a., a.a.O., S. 250) Nach einer Chemotherapie wird meist versäumt, die durch die Behandlung verursachte Immunschwäche wieder anzuheben. Johannes Kuhl betrachtet Chemotherapie als „Sterbehilfe“. (zitiert ebd., S. 111). Für die Autoren ist die Krebserkrankung eine Infektion. „Das infektiöse Agens selbst ist ein mikrobielles Protozoon (Einzeller), wobei die Stadien seines Entwicklungszyklus vom Blut-pH-Wert abhängen.“ (ebd., S. 125) Die Literaturliste sowie die Abbildungen von Krebsmikroben und Therapieerfolgen ab Seite 149 sind so beeindruckend, dass ich jeden Interessierten einlade, sich dieses Buch anzuschaffen.

Wolfgang U. Voigts hat in seinem Buch „Die Krebslüge – Krebs ist eine Infektionskrankheit“ die Forschungsergebnisse vieler Wissenschaftler wie Korpan, Pe-kar, Yu-Ling, Lebedewa und Clark zusammengetragen und für den Laien erklärt. Bei der Lektüre all dieser Bücher, und es gibt noch viel mehr zum Thema,! kam mir der Gedanke: Wenn die wahren Ursachen der Krebs-Erkrankung für die Schulmedizin im Dunkeln liegen, kann es ja auch keine wirksame Therapie und Prophylaxe geben. Kein Wunder, dass Krebs eine Geißel der Menschheit ist.

Und vermutlich Herz-Kreislauf-Krankheiten als Todesursache Nummer eins in einigen Jahren vom Sockel stößt. Artemisia annua bekämpft Parasiten jeder Art. Zusammen mit Moringa und Bacillus subtilis stärkt der einjährige Beifuß das Immunsystem. Und zwar befreien diese Immunstimulanzien Blut, Darm und Gewebe von Schwermetallen und weiteren Giftstoffen. Sie stellen dem Abwehrsystem genau die Stoffe zur Verfügung, um freie Radikale, Viren, Bakterien und Parasiten jeder Art auszuschalten.

Allen, die an Krebs erkrankt sind, Onkologen, interessierten Angehörigen und Laien empfehle ich, die genannten Bücher zu lesen und die Empfehlungen für eine gesunde, krebsfreie Lebensweise zu beherzigen. Dies ist angesichts der Umweltgifte überall nicht einfach, aber möglich. Was Krebskranken hilft, gesund zu werden, hilft auch anderen, gesund zu bleiben. Geben wir dem Krebs keine Chance.

Ich weiß, liebe Leser, es klingt bizarr, dass Parasiten in unserem Körper leben und Stoffe abgeben, die unsere Zellen zur beschleunigten Teilung zwingen, zum Krebswachstum. Aber wurde nicht Galileo Galilei mit dem Scheiterhaufen bedroht, weil er als Erster erkannte, dass sich die Erde um die Sonne dreht? Dieses heliozentrische Weltbild ist uns heute selbstverständlich. Und wie erging es einem Ignaz Semmelweis, der als erster die Ursachen des Kindbettfiebers entdeckte, an dem jährlich Hunderttausende von Frauen starben? Die Ärzte kamen vom Leichenschauhaus und hatten ihre Hände nicht gewaschen, bevor sie die Wöchnerinnen untersuchten. Semmelweis wurde die Approbation aberkannt, er hat dies nie verkraftet und starb geistig umnachtet.

Meinen Sie vielleicht, das sei doch alles graue Vorzeit, und wir wären längst im Zeitalter der Vernunft und Aufklärung angekommen? Wenn vor 1989 jemand behauptete, ein Bakterium und Geißeltier namens Helicobacter pylori sei der Hauptverursacher von Geschwüren im Magen und Zwölffingerdarm, wäre er ausgelacht worden. Im Dezember 2005 bekamen die Entdecker Warren und Marshall dafür den Nobelpreis für Medizin. Allein in Deutschland sind etwa 33 Millionen Menschen mit Helicobacter pylori infiziert, von den älteren Erwachsenen sogar 50%. Nicht jeder Infizierte entwickelt einen Ulcus. Der Befall ist ein Risikofaktor für die Entstehung von Magenkrebs, Morbus Parkinson und unerklärliche Eisenmangelanämie. Die Untersuchung auf eine Infektion mit dem Bakterium ist heute Standard in der Diagnostik von Magenerkrankungen.

Ich lade Sie ein, offen zu bleiben für andere Meinungen und alternative Ansätze. „Wer heilt, hat recht“ sagt selbst der Chef der Ärzteschaft und Präsident der Bundesärtzekammer Dr. Ulrich Montgomery. Dies betrachte ich als meinen Leitstern.

Vielleicht sind Wunderheilungen von Austherapierten gar keine „Wunder", sondern die logische Folge einer an den wirklichen Ursachen ansetzenden Therapie? Solche „Wunder" oder Spontanheilungen erlebe ich öfters bei meinen Reiki-Behandlungen, die ursächlich und ganzheitlich wirken. Chirurgie, Strahlentherapie, Chemotherapie und viele schulmedizinische Behandlungsmethoden sind eins gewiss NICHT: ganzheitliche Ursachentherapien. Im alten China bekamen die Ärzte nur solange Geld, wie ihre Patienten gesund waren. Wurden sie krank, wurde der Geldhahn zugedreht, und die Ärzte mussten sogar für die Therapiekosten aufkommen. Wenn es diese Regelung bei uns gäbe, wären die meisten Ärzte bettelarm. Was ich auch bedenklich finde: hierzulande haben die Ärzte, die eigentlich „Fachleute für Gesundheit" sein sollten, keine höhere Lebenserwartung als der Durchschnitt der Bevölkerung.

SIE sind für ihre eigene Gesundheit allein verantwortlich, geben Sie nie jemandem diese Verantwortung ab. Es ist IHR Leben, und es ist kostbar. Wenn Sie eine Krankheit haben, machen Sie sich zu einem Experten für ursächliche Heilung. Wenn Sie nicht krank sind, tun sie alles in Ihrer Macht, um gesund zu bleiben und immer noch gesünder zu werden.

Hilft Artemisia auch bei HIV?

AIDS ist zu einer globalen Epidemie geworden. AIDS – „Aquired Immune Deficiency Syndrome" – bezeichnet die schwere Immunschwäche, die im Endstadium einer Infektion mit dem Virus HIV auftritt. Südlich der Sahara leben schätzungsweise über 70% der weltweit etwa 40 Millionen HIV-Infizierten. Die teuren so genannten „antiretroviral drugs" (ARVs) sollen die Todesrate von Aidskranken Patienten reduzieren und ihre Lebensqualität verbessern. Schätzungen zufolge erhalten weniger als vier Prozent der Betroffenen in einkommensschwachen Ländern eine antiretrovirale Behandlung. Diese ARVs sind nicht nur teuer, sondern haben oft gravierende Nebenwirkungen: Schwindel, Unterleibsschmerzen, Blähbauch, Depressionen, Suizidgefahr, diffus stechende Schmerzen, Fieber, Taubheit und Erstarrung einzelner Gliedmaßen (vgl. zu Biesen, a.a.O., S. 247). Bis heute gibt es keine Medikamente, die zu einer vollständigen Elimination des HIV-Virus führen. Das Virus breitet sich weiter aus und droht zu einem Zusammenbruch des gesellschaftlichen Gefüges der betroffenen, weniger entwickelten und armen Länder zu führen.

AIDS gilt bisher als eine unheilbare Krankheit. Um dies gleich am Anfang dieses Kapitels klarzustellen: Die Wirkungsweise von Artemisia beschränkt sich auf die mit HIV und AIDS verbundenen Begleitinfektionen und das Immunsystem der

Betroffenen, eine vollständige Eliminierung des HI-Virus kann nicht erwartet werden. Viele Menschen sterben aber nicht am Virus, sondern an den Begleitinfektionen. Hier setzt die natürliche Medizin mit Moringa oleifera und Artemisia annua an. Zu den mit HIV/AIDS in Verbindung zu bringenden so genannten opportunistischen Infektionen zählen Unwohlsein, Übelkeit, Erbrechen, Hauterkrankungen, Hautpilz-Infektionen, offene Abszesse, Furunkel auf der Haut, Herpes simplex, offene Wunden, Husten, Lungenentzündung, Bronchitis, Halsschmerzen, Durchfall, Gewichtsverlust, Appetitlosigkeit, Gelbsucht und Geschlechtskrankheiten (vgl. The United Republic of Tanzania: „National Aids Control Programme", 2008, Ministry of Health Tanzania.)

Ich habe Sie ja bereits auf Dr. Hulda Clark aufmerksam gemacht. Sie ist der Auffassung, dass auch HIV und AIDS mit einem Parasitenbefall einhergehen. Ausführliches darüber können Sie in ihren Büchern lesen. Selbst „unheilbare" HIV-Fälle befreite sie in wenigen Stunden von ihrem Virus. Erneute HIV-Tests im Labor waren negativ (vgl. Clark, „Heilung ist möglich", a.a.O., S. 35). Sie bringt HIV mit dem Parasiten Fasciolopsis buski in Verbindung (vgl. ebd., S. 183).

Wenn sich dieser Egel in der Thymusdrüse entwickelt, werden die Abwehrkräfte geschwächte, und es werden dort HIV-Viren freigesetzt, die später auch andere Gewebe befallen (vgl. ebd., S. 293). Nach ihrer Auffassung wird sowohl HIV als auch AIDS von Parasiten und Lösungsmitteln – in diesem Fall Benzol - verursacht (vgl. ebd., S. 399). In ihrem Buch „The Cure for HIV and AIDS", ProMotion Publishing, berichtet sie von fünfzig Fallgeschichten geheilter HIV-Opfer. Auszüge aus diesem Buch können sie über das deutsche Dr. Clark Information Center bekommen[13], wie auch Behandlungs-Tipps und eine Liste von Ärzten, Therapeuten und Zahnärzten, die nach den Richtlinien von Dr. Clark arbeiten. Es ist interessant, dass Artemisia absynthum, Wermut, zu den drei pflanzlichen Clark-Mitteln in ihrem Parasitenprogramm gehört. Dr. Clark ist 2009 gestorben. Hätte sie damals schon Artemisia annua gekannt, hätte sie vermutlich Wermut mit einjährigem Beifuß ersetzt, weil es vermutlich noch weit wirksamer gegen Parasiten wirkt.

Die Anti-HIV-Aktivität von Artemisia annua

Welche Inhaltsstoffe in der Artemisia annua-Pflanzen wirken bei HIV? Interessanterweise zeigen auch die Artemisia-Arten Artemisia caruifolia und Artemisia capillaris eine Anti-HIV-Wirkung aufgrund der Kaffeesäure, dem Flavonoid Isorhamnetin, dem Polyphenol Arcapillin und dem Kumarin-Derivat Aesculetim (Liu u.a. 2010, vgl. Aftab u.a., a.a.O., S. 255).

Viele Studien belegen die Anti-Viren-Wirkung von Artemisia annua gegen zahlreiche Viren wie Herpes simplex, Koronarvirus und den Hepatitis B- und Hepatitis C-Viren (vgl. ebd. und S. 256).

Die Forscher Chang und Woo testeten 2003 die Wirkung von Artemisinin-Abkömmlingen als Anti-HIV-Behandlung (vgl. Aftab u.a. S. 256 und 257) und berichteten über eine signifikante Wirkung. Ein ähnliches Ergebnis erbrachte auch Artemisia afra, die in Afrika endemische oder heimische Artemisia-Pflanze, die allerdings überhaupt kein Artemisinin enthält (vgl. Lubbe u.a. 2012 in Aftab u.a., a.a.O., S. 257). Der **Tee** der Artemisia-Pflanze besitzt eine Anti-HIV-Wirkung. Wilcox (2011) sowie Noumi und Manga (2011) berichteten, dass mit HIV infizierte Patienten für ihre HIV-Erkrankung Artemisia-Tee tranken, obwohl der eigentlich gegen Malaria-Symptome gedacht war. Viele mit HIV verbundene Symptome verbesserten sich. Mouton u.a. machten hierfür viele Inhaltsstoffe in Artemisia annua verantwortlich. Was den Forschern auffiel: Die ältesten getrockneten Pflanzenteile waren zehn Jahre alt (vgl. Aftab u.a., a.a.O., S. 258)! Offenbar spielt Artemisinin bei der HIV-Therapie keine oder kaum eine Rolle, weil auch Artemisia afra HIV-Patienten hilft, eine in Afrika endemische Beifußpflanze, die keinerlei Artemisinin enthält. Auch Artemisia afra stärkt offensichtlich nicht nur das Immunsystem von HIV-Infizierten, sondern besitzt auch eine direkte Wirkung gegenüber HIV. Es ist wissenschaftlich noch nicht genügend abgeklärt, welche der mehr als 600 gesundheitlich relevante Inhaltsstoffe von Artemisia annua und Artemisia afra die Anti-HIV-Wirkung entfalten (vgl. Aftab u.a., a.a.O., S. 260).

Infrage kommen zum Beispiel Kaffeesäure, Flavonoide, Coumarin und Chlorogensäure. Melilotoside in Artemisia annua wirken gegen pathogene Keime, die bei HIV-Patienten Durchfall verursachen. Die Isoflavonoide, Vitixin und Isovitixin, zeigten eine Wirkung gegen HIV-Viren (Piccinelli 2005, s. Aftab u.a., a.a.O., S. 262).

Artemisinin wirkt gegen zahlreiche Viren, so auch gegen das HIV-Virus (Efferth 2008, vgl. Aftab u.a., a.a.O., S. 262). Weitere Studien, so die Forscher, am Blattpulver oder Tee der Artemisia annua-Pflanze und Artemisia-afra-Pflanze sollten durchgeführt werden. Im Brennpunkt des Interesses stehen dabei Ölsäuren, welche eine ähnliche chemische Struktur wie Bevirimat aufweisen, sowie die Terpene und Terpenoide – Kohlenstoffverbindungen – bei der Tee-Zubereitung.

Erfahrungen von Anamed und weiteren Nicht-Regierungs-Organisationen

Schon 1998 hat Yuande Luo Artemisinin als AIDS-Medikament patentieren lassen. Er begründete seinen Patent-Antrag damit, dass Artemisinin ein antiretrovirales AIDS-Medikament mit niedriger Toxizität sei. Es lag also nah, den Artemisia-Tee nicht nur bei Malaria-Kranken, sondern auch bei HIV-Positiven auszuprobieren. „Anamed" testete die ganze Pflanze mit gutem Erfolg bei HIV-Patienten in vielen Ländern Afrikas.

Caroline Meier zu Biesen besuchte das Adilisha-Projekt in der Mara - Region Kenias. Die Mitarbeiter haben „Anamed"-Seminare über Artemisia besucht. Mehr als 200 AIDS-Patienten waren 2012 in der Projektarbeit eingebunden und konsumierten die Artemisia-Pflanze als Tee oder Pulver. „Nach Einschätzung von Samir Nabila (dem Leiter des Projektes) hat sich in den meisten Fällen die Befindlichkeit der Patienten infolge des Artemisia-Konsums verbessert." (vgl. v. Biesen, a.a.O., S. 135) Nabila: „Das Immunsystem der Patienten wird gestärkt, die HIV-Patienten nehmen an Gewicht zu. Und in den meisten der Fälle steigt der CD4-Wert an." (ebd., S. 136) Der CD4-Wert zeigt an, wie gut die Reaktionsfähigkeit des Immunsystems im Organismus ist, bzw. wie hoch die Virenlast ist: je höher der CD4-Wert, desto besser. Ein weiteres Mitglied der kirchlichen Gruppe „Kaza Roho", die AIDS-Kranken vor allem mit Pflanzenmedizin hilft: „Ich danke Gott, weil, in den letzten fünf Jahren, in denen ich Menschen Artemisia gegeben habe, hat sich *nicht eine* Person beschwert, dass es nicht gewirkt hat." (zu Biesen S. 222) „Wenn Menschen HIV-positiv sind und *Artemisia* benutzen, bekommen sie ihre Kräfte zurück..." (ebd. S. 228) Angavu Machui sagt: „Als ich mit der *Artemisia*-Behandlung anfing, wusste ich nicht, ob ich das Jahr noch überleben würde. Aber ich bin noch am Leben ... das hatte ich nicht erwartet." Sie behandelte sich ausschließlich mit dem Artemisia-Tee (Bericht ebd., S. 236).

Beliebt ist Artemisia bei HIV-positiven Patienten in Afrika, weil es gleichzeitig bei Malaria hilft. HIV-Patienten sind durch die Schwächung ihres Immunsystems stärker als gesunde Menschen von Malaria betroffen. Werden sie mit Artemisia therapiert, erleben HIV-Patienten häufig, dass schwächende Malaria-Infektionen schnell zurückgehen oder gar nicht erst zum Ausbruch kommen.

Es gibt zahlreiche Studien, welche die Wirkung von Artemisia zur Stärkung der körpereigenen Immunkraft, für eine lindernde Wirkung gegenüber aidsbedingten Erkrankungen und zur Stabilisierung der T4-Helferzellen des Immunsystems belegen (vgl. ebd., S. 212). „Anamed" postuliert, dass antivirale

Wirkstoffe von Artemisia aktiviert werden können, wenn Patienten in der akuten oder chronischen Phase ihrer Erkrankung Artemisia-Tee über Monate oder Jahre einnehmen.

Im Weihnachtsrundbrief 2016 beklagt sich Dr. Martin Hirth, Begründer von „anamed", dass „anamed-Medikament gegen AIDS – Artemisia und Moringa – … natürlich keine Chance auf Legalisierung haben." In Kamerun wurden 123 HIV-positive Patienten mit *Artemisia* behandelt, „und bei 100%-rat eine Besserung ein." („Einige Auswertungen", unter anamed international e.V.)

Hier weitere Erfolgsberichte von Betroffenen. Eine Patientin aus Tansania berichtet: „Ich kann ganz ohne Stock wieder frei gehen, fühle mich wieder stark. Ich nehme Artemisia-Tee, Moringa-Blätter, Artemisia-Salbe usw.
Ich brauche keine ARVs." (aus „Anamed", Hrsg., „*Artemisia annua anamed*: Anbau und Verwendung", Abschnitt „AIDS-Schleife: aus rot mach grün…") Ein weiterer Patient berichtet: „Wir sind alle schwer krank zu dieser Gruppe („Kaza Roho") gestoßen, und wir unterscheiden uns heute nicht oder kaum noch von der sonstigen Bevölkerung. Einige von uns arbeiten wieder im Haushalt, einige haben eine Arbeit begonnen. .. Von AIDS-Patienten sind wir zu AIDS-Unterrichtern geworden. Wir halten Seminare für Kranke und Gesunde!" Antiretrovirale Medikamente können schwere Nebenwirkungen mit sich bringen. Ein Patient, der diese nahm: „Im Jahre 2002 hatte ich Durchfall, Erbrechen, Fieber, AIDS. Ich bekam ARVs und Antibiotika, wurde dadurch sehr schwach, mein Körpergewicht ging runter auf 37 Kilo. Jetzt, 2006, nehme ich zusätzlich zu den ARVs noch Artemisia Tee und Moringa, und habe kein Fieber mehr, kein Erbrechen mehr, keinen Durchfall mehr, und mein Körpergewicht liegt bei 56 Kilo!" Dr. Peter Feleshi, Arzt und staatlich anerkannter AIDS-Berater in Tansania: „Viele Patienten sind so schlecht drauf, so unterernährt, so ausgemergelt, wenn man denen ARVs gibt, sterben sie gleich an den Nebenwirkungen. Deswegen päppeln wir sie auf mit *Moringa*, stärken ihr Immunsystem mit *Artemisia*, und dann entscheiden wir mit dem Patienten, ob er überhaupt noch ARVs benötigt." Sogar die ARD war schon vor Ort, und die Initiativen in Afrika freuen sich über Unterstützung[14]. Bei Patienten in Afrika, die *Artemisia* plus *Moringa* plus chemische Präparate nehmen wollten, zeigte sich, dass die ARVs weit weniger Nebenwirkungen hatten bei Kombination mit der Pflanzenmedizin (vgl. zu Biesen, a.a.O., S. 246 und 255).
Für die Forscherin Dana G. Dalrymple ist Artemisia annua „eine der wichtigsten Medizinpflanzen weltweit." Artemisia, das zeigt auch dieses Kapitel, steht zu Recht im Mittelpunkt internationaler Aufmerksamkeit. Die unscheinbare Pflanze war lange Zeit ein traditionelles chinesisches Heilmittel für eine Anzahl von

Krankheiten. Dass Artemisia sogar bei einer modernen Geißel wie AIDS hilft, überrascht nur auf den ersten Blick. Angesichts seines hohen ORAC-Wertes und weiterer immunstärkender Inhaltsstoffe wird klar, dass diese Heilpflanze auch bei dieser Immunschwäche-Krankheit hilft. AIDS-Medikamente sind für viele Menschen in armen Ländern unerschwinglich, und belasten bei uns durch ihre hohen Kosten das Gesundheitssystem. Ein weiterer Vorteil von einer AIDS-Therapie mit Artemisia und Moringa, der auch in entwickelten Ländern auf Interesse stößt: Es gibt keine Nebenwirkungen.

Artemisia-Salbe – der Allrounder für alle Hautprobleme

Artemisia annua ist nicht nur innerlich ein Gesundheitsspender, sondern auch äußerlich als Artemisia-Salbe. Der Schweizer Arzt Dr. Heinz Lüscher hat in seiner „Praxis für Vitalstoffmedizin" sehr gute Erfahrungen gemacht und diese Liste der möglichen Anwendungsbereiche zusammengetragen:

- Akne vulgaris
- Analfissuren (Risse im Enddarm)
- Ekzeme
- Hämorrhoiden
- Unreine Haut (Pickel)
- Hautinfektionen
- Hautpilz
- Herpes Simplex (Fieberbläschen)
- Juckreiz bei Insektenstichen
- Offene Wunden
- Psoriasis (Schuppenflechte)
- Rosazea im Gesicht („Kuperrose", entzündliche Hauterkrankung mit Beteiligung von Haarbalgmilben und Bakterien der Gattung Staphylococcus aureus)
- Warzen.

Viele Studien belegen, dass Artemisia annua antiviral, antibakteriell und fungizid (gegen Pilze) wirkt. Daher ist es logisch, dass Artemisia-Salbe auch bei entsprechenden Hautkrankheiten eine gute Wirkung hat.

Bei Hautproblemen werden oft cortison- und antibiotikahaltige Salben verschrieben. Cortison hat massive Nebenwirkungen wie Stiernacken und Gewichtszunahme. Antibiotika können unterdosiert werden, was Antibiotikaresistenzen fördert und zur Anreichung von multiresistenten Keimen führt. Bei Rosazea werden auch als Salbe oder oral Insektizide wie Ivermectin und bei schweren Formen Antibiotika oral verschrieben. Antibiotika haben immer Nebenwirkungen, auch auf die wichtige bakterielle Mikroflora.

Rosazea kann auf das Auge übergreifen und zu dauerhafte Augenschäden wie Hornhauttrübung führen.

Psoriasis oder Schuppenflechte ist eine Autoimmunerkrankung und gilt als unheilbar, allein in Deutschland sind etwa zwei Millionen Menschen betroffen. Das Kind einer Freundin von mir hatte diese Krankheit als Kleinkind und konnte wegen Juckreiz keine Nacht durchschlafen. Die Mutter auch nicht: Sie landete schließendlich in einer Erschöpfungsdepression. Mittel wie Methotrexast werden oral genommen. Es unterdrückt nicht nur Entzündungen, sondern auch das Immunsystem und belastet Leber und Nieren. Eine ebenfalls immunsuppressive Substanz ist „Ciclosporin", die aber als Langzeittherapie nicht geeignet ist, weil dies Medikament die Nieren schädigt, den Blutdruck steigert und das Krebsrisiko erhöht. Außer Artemisia-Salbe hat sich bei Schuppenflechte eine ayurvedische Creme namens „Sorion Creme" bewährt, mit den Inhaltsstoffen Gelbwurz, Niem, Färberwurzel und Sweet Indrajao. Diese Creme ist kein zugelassenes Arzneimittel, sondern in Deutschland als Pflegeprodukt zugelassen.

Artemisia-Salbe gibt es bereits fertig in der Schweiz[15] mit Weihrauch auf der Basis von Aloe Vera. Artemisia-Salbe wird in der Schweiz auch als „Heile-Welt-Salbe" bezeichnet. Es gibt auch eine Sorte mit Bio-Olivenöl und Bienenwachs, als Creme und praktische Pomade[16].

Artemisia-Salbe selbst gemacht

Die Artemisia-Salbe hat sich auch laut „Anamed" bei Hautproblemen jeder Art, Fußpilz, Hämorrhoiden und Ekzemen bestens bewährt. Sie mischen 10 Gramm pulverisierte Artemisiablätter mit 100 Gramm Olivenöl oder noch besser, aber teurer, mit Rizinusöl. In die Salbe darf kein Wasser hineinkommen, sonst verdirbt sie schnell. Diese Mischung erhitzen Sie im Wasserbad und lassen sie eine Stunde im Wasserbad köcheln. Danach filtern Sie sie durch ein Tuch, zum Beispiel ein Geschirrtuch. Rühren Sie 10 bis 15 Gramm geschmolzenes Bienenwachs ein und füllen es in saubere Kruken. Diese Vorratsgefäße und Bienenwachs bekommen Sie in der Apotheke. Sie können aber auch Filmdöschen nehmen. Diese Salbe ist mindestens ein Jahr bei Zimmertemperatur haltbar. Man trägt die Artemisia-Salbe immer auf die nasse Haut auf. Besonders effektiv wirkt sie, wenn gleichzeitig Artemisia-Tee oder eine Mischung aus Artemisia- und Moringatee getrunken werden.

Artemisia-Salbe kann man in drei Stärken produzieren. Für eine milde Salbe zum Beispiel bei Hämorrhoiden braucht man 2,5 Gramm, für die Normalsalbe 5

Gramm (Windeldermatitis, Dekubitus bei Bettlägerigen, Wunden) und für die Salbe forte, z.B. bei Fußpilz, Neurodermitis und Akne, nimmt man 10 Gramm Artemisia-Pulver. Diese Stark-Salbe ist auch für Haustiere zu empfehlen, die blutende Ohrläppchen haben oder fliegenübersäte Wunden.

Ich habe sehr gute Erfahrungen mit der selbst hergestellten Artemisia-Salbe auf der Basis von Rizinusöl bei Insektenstichen gemacht. Die Rötung und der Juckreiz verschwanden unmittelbar.
Dr. Heinz Lüscher schreibt der Artemisia-Creme eine sehr gute oder sogar ausgezeichnete Wirkung zu bei Arthritis (äußerliche Anwendung!), Ekzemen Hämorrhoiden, unreiner Haut, Akne und Allergien, Neurodermitis, Pilzerkrankungen, Schuppenflechte, Verletzungen und Wunden sowie Windeldermatitis. Ich finde, Artemisia-Salbe, ob selbst hergestellt, oder gekauft, sollte fester Bestandteil jeder Hausapotheke sein.

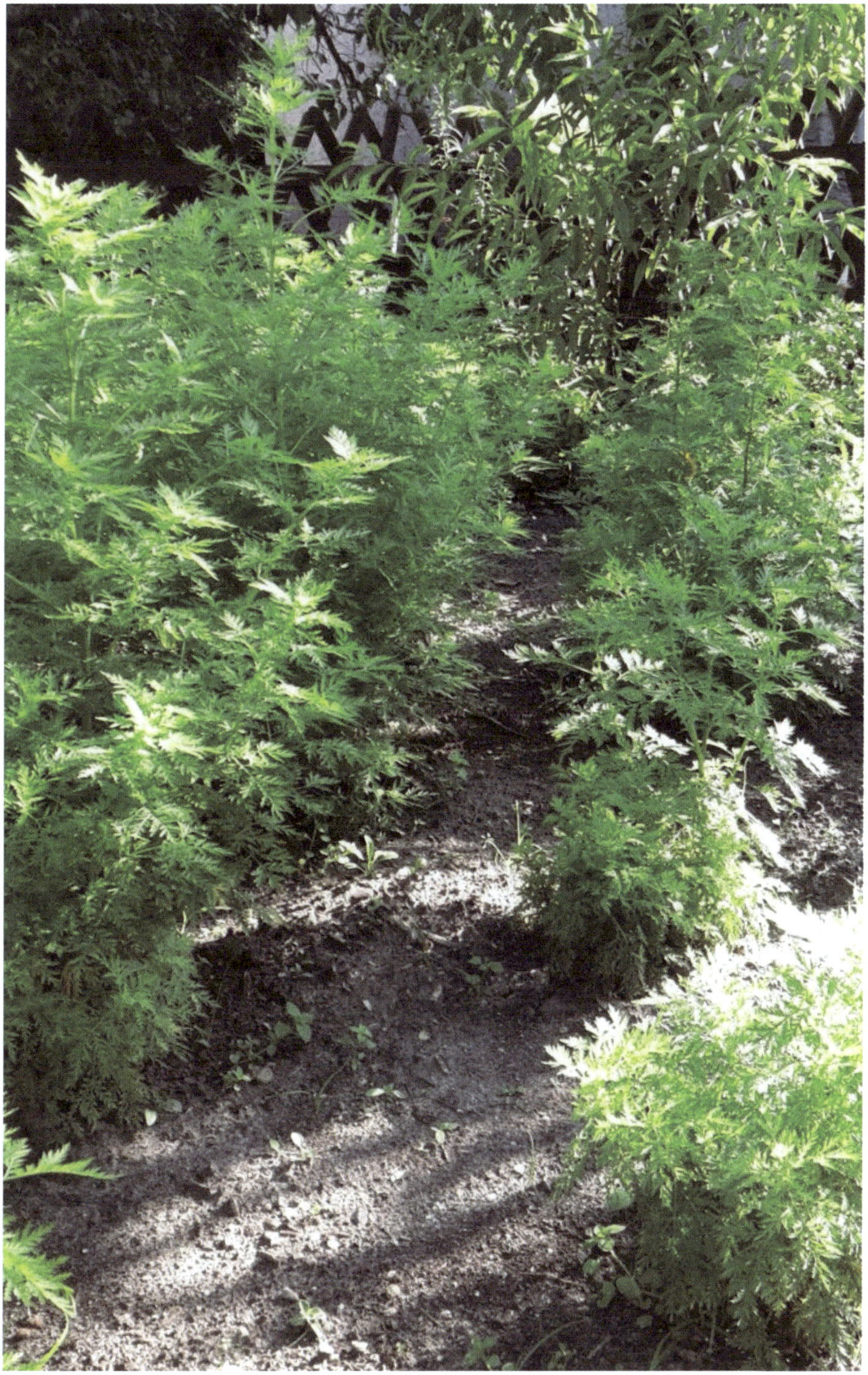

9. BACILLUS SUBTILIS DSM 21097 – DIE REVOLUTION IN DER MIKROBIOLOGIE

In diesem Buch sind Sie schon öfters über den Begriff „Bacterium subtilis" gestolpert zum Beispiel beim Thema „Candida Pilzbefall" oder „Entwurmungsmittel". Genauer gesagt handelt es sich um ein Bacillus subtilis von der Sorte DSM 21097. Dieses Bakterium ist die ideale Unterstützung von Artemisia annua, weil es synergetisch, sich gegenseitig fördernd, mit dieser Pflanze zusammenwirkt und deren Heileffekte intensiviert und stabilisiert.

Was kann dieses Super-Bacillus alles? Es produziert im Darm Vitamin K2, D2 und B12. Die Mikrobiologin Professor Dr. Tatjana Gryazneva aus Moskau, Leiterin der Abteilung für Mikrobiologie der Moskauer staatlichen Akademie für Tiermedizin und Biotechnologie, ist die Expertin auf diesem Gebiet. Das Interview mit ihr, mit deutschen Untertiteln, ist spektakulär und öffnet einen die Augen[17].

Bacillus subtilis DSM 21097 in Kombination mit Moringa:

- reinigt Darm und Leber von Giften;
- leitet Schwermetalle aus und sogar Radionuklide aufgrund von Röntgenstrahlung;
- schützt und unterstützt die „guten" Darmbakterien wie Acidopholus und Bifidus und eliminiert gleichzeitig pathogene, krankmachende, Keime;
- reinigt Venen und Arterien von Ablagerungen und beugt damit den Volkskrankheiten Herzinfarkt und Schlaganfall vor;
- aktiviert den Stoffwechsel und damit die Entgiftung;
- hilft darüber beim Erreichen und Behalten seines Wunschgewichts;
- verjüngt den Organismus durch einen Enzymcocktail, der die altersbedingte Abnahme der körpereigenen Enzymproduktion voll ausgleicht;
- kann selbst chronische Darmentzündungen wie Colitis ulcerosa oder Morbus Crohn ausheilen;
- besiegt gefährliche Pilze wie Candida albicans im Darm und im gesamten Organismus;
- tötet alle nur erdenklichen Würmer und Wurmeier ab und bringt sie zur Ausscheidung, darunter auch die hartnäckigen Eier der Askariden;
- sorgt für ein optimales Säure-Basen-Gleichgewicht;
- produziert leicht aufnehmbare Vitamine im Darm in optimaler Menge – in Mikrogramm pro Milliliter – Vitamin B1 (50), B2 (36), B12 (72) und D2 (14). Eine Kapsel „Moringa plus" mit dieser Bakterie deckt bereits mehr als den

Tagesbedarf an Vitamin B12 (3 Mikrogramm“, 2 Kapseln den Tagesbedarf an Vitamin D2 (10 Mikrogramm).
- Löst die gefährliche Geldrollenbildung im Blut auf.

Professorin Gryazneva: „Die therapeutische und prophylaktische Wirksamkeit bei Störung und Entgleisung der Darmflora betrug 100%“[18] Für einige Wochen nimmt man drei Mal täglich zwei Kapseln ein, danach reichen täglich zwei Kapseln. Bacillus subtilis DSM 21097 löst Nierensteine und Kristalle in den Nieren auf, das gleiche gilt für die Galle. Indem pathogene Keime aus Blase und Nieren entfernt werden, schützt die Bakterie vor Entzündungen. Die Leber profitiert gleich mehrfach von der Wunder-Mikrobe: Leberegel und andere Parasiten werden entfernt, Ablagerungen und Medikamentenrückstände eliminiert, und Viren, Auslöser von Leberentzündungen, erfolgreich bekämpft.

Die Knorpel regenerieren und bilden wieder Knorpelschmiere. Hauterkrankungen verschwunden. Die Produktion von Antikörpern wird aktiviert. Alterungsprozesse werden ausgebremst durch einen Enzymcocktail von mehr als 70 Enzymen. Enzymmangel stellt die Hauptursache von Alterungsprozessen und der Entstehung chronischer Erkrankungen dar. Im Alter kann die körpereigene Enzymproduktion bis zu 80% reduziert sein. Unsere Ernährung ist zunehmend enzymarm. Das können Sie ausführlich nachlesen in meinem Bestseller „Papaya – heilen mit der Zauberfrucht“. Entzündungen wie Colitis Ulcerosa und Morbus Crohn wird der Boden entzogen.

Die Geschichte hinter diesem Spitzenprodukt

Andreas Kraus, hörte immer mal wieder von einem rezeptfreien Naturheilmittel aus Russland, das verstopfte Gefäße hundertprozentig freiputzt. Obwohl er seit 30 Jahren geraucht hatte und erst vor kurzem damit aufgehört hatte, zeigt die MRT (Magnetresonanztomographie): Seine Arterien waren völlig frei von Plaque und durchlässig wie bei einem jungen Menschen. Sein Arzt konnte sich dies nicht erklären und stand vor einem Rätsel.

Eine Besucherin brachte Bakteriensporen nach Teneriffa und stellte sie Andreas Kraus vor. Das Forscherteam in Russland suchte immer noch nach einem geeigneten Träger. Mit Moringa hatten sie gute Erfahrungen gemacht, waren aber noch nicht vollständig zufrieden. Der Kontakt mit Andreas Kraus wurde hergestellt. Das russische Forscherteam um Professorin Tatjana Gryazneva war begeistert. „Moringa aus Teneriffa machte aus dem Bakterium so etwas wie einen Super-Bazillus. Die positiven Wirkungen werden damit um ein Vielfaches verstärkt!“

Das Team wollte daraufhin Moringa von MoringaGarden bestellen. Andreas Kraus aber drehte den Spieß um. Ab sofort importierte er das Wunder-Bakterium für seine Moringa. So entstand „Moringa Plus“, eines der wohl genialsten Nahrungsergänzungsmittel, die zurzeit zu bekommen sind. Es gibt dies ausschließlich bei MoringaGarden.

Andreas Kraus wurde mit Moringa Plus die Würmer von seinen Hunden und Hühnern los. Von Placebo-Effekt kann also überhaupt keine Rede sein. Sogar hartnäckige Askariden-Eier wurden abgetötet und ausgeschwemmt.

Inzwischen bestätigen Tausende von Anwendern mit **Erfahrungsberichten** ihre Zufriedenheit mit dem Produkt. Hier ein paar Auszüge:

Sylvia berichtet: „Mein Darm hat sich dermaßen gebessert, sodass ich unglaublich viel Toilettenpapier spare seither und es mir erscheint, dass ich langsam abnehme, da sich mein Bauch nicht mehr so aufbläht. Ich schlafe jetzt schön durch, mindestens sechs Stunden, und habe mehr Energie, und das in der kurzen Zeit der Anwendung mit meinen 62 Lenzen.“

Bernarda aus Frankfurt schreibt: „Meine Arbeitskollegin, die mich zu Moringa Plus gebracht hat, und ich sind die Einzigen, die in der Firma den Winter ohne Grippe durchstehen. Eine Nagelbettentzündung heilte ganz von allein, in nur einem Tag.“

Monika Purmann berichtet: „Moringa Plus nehme ich seit zwei Jahren und bin sehr zufrieden. Der Grund war, dass bei der Kontrolle der extracranialen hirnversorgenden Arterien herauskam, dass diese Adern verstopft sind. Ich sollte Blutverdünner nehmen und Medikamente zur Regulierung der Blutfettwerte. Ich nahm Moringa Plus. Bei der nächsten Kontrolle nach einem halben Jahr war alles o.k. Grippe? Was ist das? Mein Immunsystem ist stabilisiert.“

Heike Riediger schreibt: „Blutwerte von mein Mann und mir haben sich normalisiert, insbesondere mein Eisenwert, und meine Gelenkschmerzen sind fast vollkommen zurückgegangen. Bei meinem Mann hat sich ein Jahrzehnte altes Ekzem verabschiedet. Unsere Darmprobleme haben sich mit Moringa Plus aufgelöst, und die Durchblutungsstörungen in den Beinen haben sich wesentlich reduziert. Wir sind dankbar für die wieder gewonnene Gesundheit.“

Moringa Plus enthält viele gesunde Senfölglykoside, die für diesen Kreuzblütler typisch sind. Wer magenempfindlich ist und zum Beispiel scharfen Senf oder Schwarzen Rettich nur in kleinen Mengen verträgt, sollte auch bei Moringa Plus klein anfangen mit einer Kapsel täglich und sich langsam steigern. Die optimale Dosis sind dann sechs Kapseln über den Tag verteilt. Wer seine Gesundheit vollständig wiedererlangt hat, kann auf die Erhaltungsdosis von drei Mal täglich eine Kapsel zurückgehen und dabei bleiben.

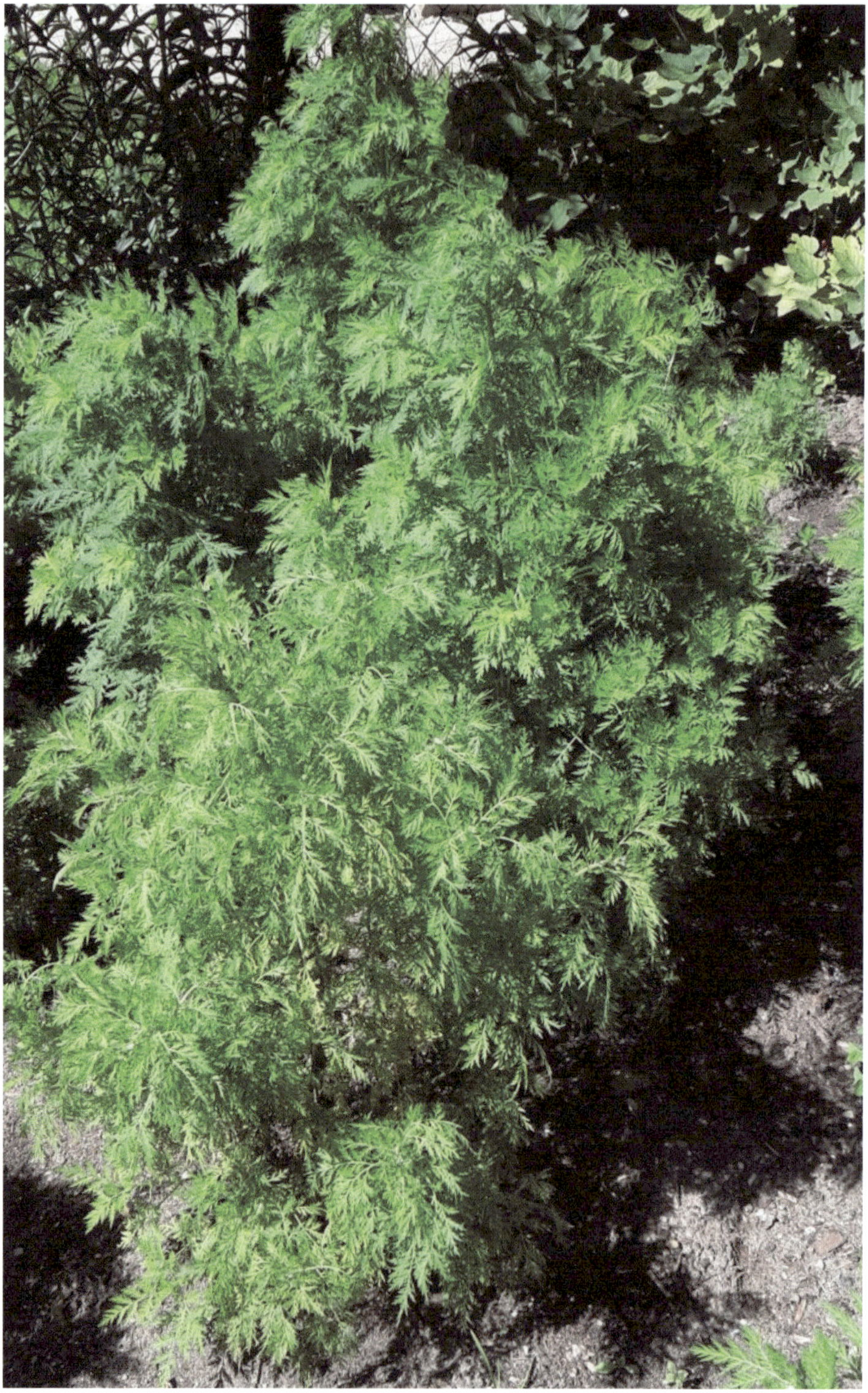

10. KRANKHEITEN VON A-Z – WO UND WIE ARTEMISIA HILFT

Es gibt bisher (Stand: April 2017) mindestens 497 Studien allgemeiner Art über Artemisia annua und 51 Studien über Artemisia annua zum Thema Krebs (www.ncbi.nlm.nih.gov/pubmed, das ist die Website der „US national library of medicine", der US-amerikanischen Bibliothek für Medizin). Selbst das pharmafreundliche größte Krebszentrum der Welt, das Memorial Sloan-Kettering[19] kommt zu dem Schluss, dass die Pflanze eindeutig krebshemmende Wirkungen besitzt.

Schon im alten China, vor mehr als 2.000 Jahren, wurde Artemisia annua gegen Fieberschübe, Erschöpfungszustände, nächtliches Hitzegefühl, Frösteln am Morgen, Hämorrhoiden, Schüttelfrost und Malaria eingesetzt. In der Traditionellen Chinesischen Medizin TCM gilt die Pflanze als kühlend, auflösend, eliminierend und entgiftend (Zusammenfassung in zu Biesen, a.a.O., S. 278 f).

Bis auf ganz wenige Ausnahmen sind die wissenschaftlichen Studien in englischer Sprache verfasst. Daher habe ich die Wichtigsten für Sie ausgewertet. Auch die **Artemisia-Salbe** hat mannigfaltige Heilwirkungen gegen Akne vulgaris, Analfissuren, Ekzemen, Hämorrhoiden, unreine Haut und Pickel, Hautinfektionen, Herpes-simplex-Fieberbläschen, Juckreiz bei Insektenstichen, offene Wunden, Rosacea im Gesicht, Schuppenflechte und Warzen (vgl. Dr. med. Heinz Lüscher unter www./index.php/de/wirkstoffe/artemisia). Probieren Sie es aus!

Dr. Martin Hirt und Bindanda M`Pia geben in „Natürliche Medizin in den Tropen" einen Überblick in Form von gekochtem oder gefiltertem Tee, Pulver, Salben und Tinkturen für die Behandlung von Malaria, Aidssymptomen, Krebs, Bilharziose, Hämorriden, Kolitis, Augen-Infektionen, Bindehautentzündung, Candida-Infektionen, Husten, Erkältungen, Nebenhöhlenentzündungen und Abszessen. Allein der Tee besitzt eine Gesamtzahl von über 600 aktiven Bestandteilen aus flüchtigen Ölen, Sesquiterpenen, Monoterpenen, Flavonoiden und anderen Pflanzenstoffen und wirkt u.a. immun-stimulierend, antiinfektiös, analgetisch (schmerzlindernd), sedativ (beruhigend), antiplasmodial, antiemetisch (Brechreiz lindernd), antispasmodisch (krampflösend), Insekten abweisend, schädlingsbekämpfend und Antimalarial (Zusammenfassung in zu Biesen, a.a.O., S. 329)

Wenn man sich die Bandbreite von Krankheiten vor Augen führt, bei der Artemisia hilft oder sogar heilt, wird einem klar: es muss sich um ein Adaptogen handeln, eine seltene Heilpflanze, die sämtliche körperlichen Funktionen optimiert, harmonisiert und ins Gleichgewicht bringt. Und damit natürlich auch die Seele stärkt, weil Körper, Seele und Geist miteinander verbunden sind. Wer nichts entgiften muss, merkt schon beim ersten Schluck Artemisia-Tee, oder beim Essen des Pulvers: Dieses Heilkraut wirkt stimmungsaufhellend und harmonisiert unsere Gefühle. Vielleicht kann man auch von „Panacea", Allheilmittel, sprechen? Artemisia weckt die Selbstheilungskräfte im Menschen, aktiviert den „inneren Arzt", wie Paracelsus es ausdrücken würde.

Schon die alten Chinesen nutzten Artemisia annua nicht nur als Anti-Malaria-Mittel, sondern auch innerlich gegen Fieber, Blutungen, Erkältungen, Durchfall, bei Krebs, als Wurmmittel, gegen Gelenkschmerzen, zur Stärkung des Immunsystems, als Mittel für eine gute Verdauung und äußerlich bei Blutungen, Schwellungen, Abszessen und Hämorrhoiden (vgl. Aftab, a.a.O., S. 30).

So individuell wie die Menschen sind, so ist auch die Wirkung von Artemisia auf sie. So ist bei vielen Krankheiten wie Krebs oder Borreliose zu beobachten: Artemisia wirkt anscheinend bei allen Krankheiten, aber nicht bei allen Patienten gleich. Viele wurden durch Artemisia-Therapie geheilt, vielen geht es besser, aber bei einigen scheint Artemisia keine Heilwirkung zu haben. Auf jeden Fall profitieren Sie von Artemisia, am besten zusammen nehmen mit Moringa und dem Bacillus subtilis DSM 21097 (siehe letztes Kapitel) nehmen: Das Immunsystem wird gestärkt und Ihr Organismus mit Vitalstoffen bestens versorgt, so dass Sie viele der erwähnten Krankheiten erst gar nicht bekommen.

Viele Erfahrungen mit Artemisia annua hat „Anamed" gesammelt, eine Organisation, die Artemisia-Projekte in 75 Ländern durchführt. Darunter finden sich zahlreiche afrikanische Länder, aber auch Australien, Österreich, Deutschland, Brasilien, Kanada, Großbritannien, Holland, Indien, Tibet, USA und Vietnam. Die Fälle sind, sofern nicht anders erwähnt, den Broschüren „A-3: From Research to Experience" und „AIDS and Natural Medicine" entnommen. Die Erfahrungsberichte zeigen: Artemisia ist das „grüne Gold" (Hannelore Klades) und die Pflanze der Hoffnung. Besonders wirksam ist Artemisia offenbar im Zusammenhang mit Moringa. Diese beiden Pflanzen bilden ein unschlagbares Team mit synergetischen Effekten. Im Zusammenwirken verstärken sie ihre Heilwirkungen.

Dr. Heinz Lüscher hat die Heilwirkungen von Artemisia zusammengetragen. Diese Heilpflanze hilft besonders gut bei Arthritis, AIDS, bakteriellen Infektionen, Bindehautentzündung, Blähungen und anderen Verdauungsbeschwerden, Entzündungen jeder Art, Grippe, Infektanfälligkeit, Hepatiden oder Leberentzündungen (alle Arten, d.h. A, B und C), Krebs, Malaria, bei Suchtentwöhnung (Rauchen, Kaffee oder Alkohol) und viralen Infektionen.

AIDS/HIV

Artemisia kann AIDS nicht „heilen", das hieße, den HIV-Virus vollständig eliminieren. Aber Artemisia kann die Virenlast und die Gefahr von Infektionen, die mit AIDS zusammenhängen, verkleinern. Wie Artemisia bei AIDS wirkt, habe ich in einem eigenen Kapitel beschrieben. In Kamerun hatte eine Frau ein HIV-positives Kind, was zusätzlich Leukämie oder Blutkrebs hatte. Der Arzt hatte die Hoffnung für das Kind aufgegeben. Schwester Anne gab ihr Artemisia-Tee. Ihr Immunsystem wurde stärker, und nach nur kurzer Zeit war kein Blutkrebs mehr feststellbar. Heute ist die junge Frau wohlauf und gesund. Sie nimmt regelmäßig ARV-Tabletten und trinkt Artemisia-Tee. In Tansania fand ein Anamed-Seminar mit 20 HIV-positiven Patienten statt. Alle Teilnehmer nahmen Artemisia-Pflanzen und Artemisia-Tee mit nach Hause. Einen Monat später traf sich die Gruppe wieder. Alle Patienten waren in signifikant besserer Verfassung, hatten an Gewicht zugenommen, und einige hatten wieder angefangen zu arbeiten. Sie waren enthusiastisch!

In Äthiopien machten Anamed-Mitarbeiter eine erstaunliche Erfahrung. Zwei HIV-positive Männer hatten eine einseitige Lähmung entwickelt und hatten entsprechend große Schwierigkeiten zu gehen. Nachdem sie beide einen Monat lang in hoher Dosis Artemisia-Tee getrunken hatten, konnten sie wieder ohne Probleme gehen und auch ihre Arme wieder normal benutzen. Sie fühlen sich wieder stark und als vollwertige Männer.

Anamed empfiehlt in der Broschüre „AIDS and Natural Medicine" (auf Seite 41) in der akuten Phase von AIDS täglich einen Liter Artemisia-Tee aus 5 Gramm getrockneten Blättern, 1-3 Teelöffel Aloe-Vera-Gel, 1-3 Teelöffel zerkleinerter Papaya-Samen, getrocknet oder frisch, sowie drei Mal täglich ein Teelöffel Moringa-Pulver mit Speisen gemischt. (vgl. zum Thema HIV auch Extra-Kapitel in diesem Buch)

Alzheimer/ Demenz

Artemisia wirkt auch neuroprotektiv, das heißt, diese Pflanze schützt das Gehirn. Artemisin steigerte die Neubildung von Nervenzellen im Gehirn, wie die Forscher S. Sarina, Y. Yagi und andere erstmals 2013 herausfanden (vgl. Aftab u.a., a.a.O., S. 87). Die Häufigkeit, an Alzheimer und Demenz zu erkranken, nimmt in den westlichen Ländern zu. Nebenwirkungsfreie Heilmittel, welche die Regeneration und Differenzierung von Nervenzellen im Gehirn stimulieren, sind daher sehr willkommen.

Ein Artemisinin-Extrakt verringerte im Tierversuch die Plaque-Bildung in den Nervenzellen und verringerte Entzündungsprozesse der Neuronen, die mit der Alzheimer-Erkrankung in Verbindung stehen (vgl. Aftab u.a., a.a.O., S. 88). Die Forscher sprechen von einer „wertvollen Interventionsmöglichkeit bei der Alzheimer-Erkrankung".

Arthritis

Bei vielen Betroffenen nahmen die Schmerzen rapide ab. „Ich werde bald 50, und entdeckte Artemisia-Tee gerade rechtzeitig. Die Schmerzen, die ich aufgrund der Arthritis hatte, sind komplett verschwunden." Eine ältere Bäuerin litt unter unerträglichen Arthritis-Schmerzen in ihren Füßen. Die Schmerzen verschwanden fast vollständig durch das Trinken von Artemisia-Tee und Verwendung der Artemisia-Salbe (die aus Artemisia, Moringa und Neem besteht). Studien belegen: Artemisinin reduziert Entzündungsprozesse, die für Arthritis verantwortlich sind. Artemisinin verminderte die Aktivität von verschiedenen Zytokinen und Chemokinen, welche Entzündungen fördern (vgl. Aftab u.a., a.a.O., S. 18).

Asthma

Anamed-Initiativen aus Äthiopien berichten: „Fast 100% derjenigen, die wir mit Artemisia-Tee behandelt haben, zum Trinken und Inhalieren, sind von ihren Asthma-Symptomen komplett befreit." Fast 100%: einer der Patienten zeigte eine allergische Reaktion gegenüber Artemisia und musste daher die Behandlung abbrechen.

Augen-Entzündungen

In Äthiopien wurden bei einer Patientin mit einer Augenentzündung zwei Mal täglich die Augen mit kaltem Artemisia-Tee gebadet, der durch ein Baumwolltuch bzw. einen Kaffeefilter gefiltert wurde. Auch trank die Patientin Artemisia-Tee. Die Therapie war erfolgreich.

Azidose oder Übersäuerung

Azidose oder Übersäuerung ist die Grundlage aller chronischen Krankheiten. Ich habe ein Buch „Azidose-Therapie" geschrieben und gebe bundesweit zu diesem Thema Seminare. Durch eine falsche Ernährung mit Weißmehl und Fertigprodukten, Mineralstoffmangel in unseren Lebensmittel wegen Auslaugung der Böden und saurem Regen, mangelnder Bewegung und chronischen Stress sind die allermeisten Menschen, Forscher gehen von rund 90% aus, übersäuert. Artemisia annua ist eine sehr basenbildende Pflanze. Zusätzlich empfehle ich Moringa aufgrund seiner beispiellosen Dichte an Spurenelementen und Mineralstoffen.

Bakterielle Infektionen

Es liegen mittlerweile etliche Studien vor, welche die antibakterielle Wirkung von Artemisia annua belegen. Einjähriger Beifuß wirkt sowohl gegen grampositive wie gramnegative Bakterien. Näheres finden Sie im entsprechenden Kapitel. Auch die Artemisia-Salbe wirkt antibakteriell, aber auch antiviral und fungizid, also gegen Viren und Pilze.

Bilharziose

Bilharziose gehört zu den gefürchteten Tropenkrankheiten, eine Wurmkrankheit, die in warmen Binnengewässern durch Schnecken als Zwischenwirt verbreitet wird. Schätzungsweise 300 Millionen Menschen sind weltweit infiziert. Infektionen gibt es auch auf Korsika. Als Folge sind die Lungen betroffen, die Haut, der Darm, die Blase, es kommt zu einer Schädigung der Leber oder des Gehirns. Lebensbedrohliche Krankheitsverläufe können in allen Stadien der Erkrankung auftreten. Seit Malaria in Uganda mit Artemisia-Tee behandelt wird, ist die Häufigkeit von Bilharziose dort zurückgegangen. Ein englischer Missionar litt unter Malaria und wurde mit Artemisia-Tee behandelt. Kurz bevor er nach England zurückkehrte, ließ er sein Blut analysieren: erstmalig war keine Bilharziose nachweisbar.

Im Kongo wurden in einem Krankenhaus mehr als dreißig Bilharziose-Patienten mit Artemisia-Tee behandelt. Der Erfolg war 100%, alle wurden als geheilt entlassen.

Blasen-Infekte

Eine Frau litt während 37 Jahren öfters unter Blasenentzündungen aufgrund eines fehlerhaft entfernten Blasen-Katheters. Nachdem die Frau angefangen hatte, Cranberries und Artemisia-Tee einzunehmen, verschwand das Problem. Eine andere Frau litt immer wieder unter Blasenentzündungen, die mit Antibiotika behandelt wurden.

Als sie merkte, dass diese Behandlung nicht mehr anschlug, wechselte sie zu Artemisia-Tee. Am 3. Tag der Tee-Kur war sie geheilt: Die Infektionen traten nicht mehr auf.

Bluthochdruck

Hoher Blutdruck ist ein Risikofaktor für Herzinfarkt und Schlaganfall. Herz-Kreislauferkrankungen sind in den Industrienationen Todesursache Nummer eins. Im Tierversuch mit Ratten und Mäusen zeigte ein wässriger Extrakt von Artemisia-Blättern eine blutdrucksenkende Wirkung bei zu hohem Blutdruck (vgl. Aftab u.a., a.a.O., S. 15).

Borreliose

Borreliose wird durch Zecken übertragen und kann alle Organe beeinträchtigen, zu unerträglichen Schmerzen und Lähmungen führen und sogar die Psyche angreifen. Oft dauert es lange, bis die richtige Diagnose gestellt wird, und eine Heilung ist in der Schulmedizin unbekannt. Eine Patientin berichtet, dass sie sich leicht und gut fühlt, wenn sie Artemisia-Tee trinkt. Sie leidet neben einer Borreliose auch unter Fibromyalgie. Bei einigen werden die vielfältigen Symptome einer Borreliose-Erkrankung gemildert, bei anderen schlägt die Therapie mit Artemisia leider nicht an. Wenn ich von dieser Krankheit betroffen wäre, würde ich zumindest einen Versuch wagen.

Candida-Befall im Mund

Zwischen den Mahlzeiten kann man frische Artemisia-Blätter kauen. Alternativ kaut man, wenn frische Blätter nicht zur Verfügung stehen, einen Teelöffel Artemisia-Pulver mit einem Teelöffel Honig.

Diabetes

Nähere Informationen, wie Artemisia bei Diabetes hilft, finden Sie in einem Extra-Kapitel. Ein Mann, der Artemisia-Tee trank zur Vorbeugung eines Wiederaufflackerns seines Prostata-Krebses, beobachtete, dass sich die Symptome seines Diabetes Typ II signifikant verbesserten. Ein Entwicklungshelfer hatte einen so starken Diabetes, dass er sich vier Mal am Tag Insulin spritzen musste. Seit er täglich einen Becher Artemisia-Tee und drei Moringa-Kapseln konsumiert, auch Moringa gleicht den Blutzuckerspiegel aus, wie ich in meinem Buch „Moringa - der essbare Wunderbaum" darlegte, ist er nicht mehr insulinpflichtig. Sein Blutzuckerspiegel ist jetzt vollkommen ausgeglichen.

Durchfall

Bei Durchfall sollte man Artemisia-Tee trinken. Wahrscheinlich desinfizieren die Inhaltsstoffe den Darm und auf jeden Fall stärken sie das Immunsystem. Melitotoside, seltene Stoffe, in Artemisia wirkten in einem Versuch überzeugend gegen Erreger, die Durchfall bewirken, wie Giardia lamblia (vgl. Aftab u.a., a.a., S. 262).

Entzündungen

Viele der Polyphenole in Artemisia haben eine antientzündliche Wirkung. Der Vorteil von Artemisia annua: es sind bisher keine Nebenwirkungen bekannt. Dr. Heinz Lüscher, Praxis für Vitalstoffmedizin in der Schweiz, empfiehlt einjährigen Beifuß allerdings nicht bei Magengeschwüren und Magenübersäuerung, weil die Bitterstoffe der Pflanze als Säurelocker wirken können.

Epilepsie

Im Adi-Krankenhaus in der Republik Kongo wurden 40 Patienten mit Epilepsie erfolgreich mit Artemisia therapiert. Nachdem sie vier Wochen lang täglich einen Liter Tee getrunken hatten, hörten die epileptischen Anfälle vollkommen auf. Es gibt aber außerhalb dieser Gruppe Patienten mit Epilepsie, bei der die Artemisia-Therapie nicht anschlug.

Hämorrhoiden

Ein Patient berichtet von kleinen Verletzungen am Darmausgang, die juckten, wehtaten und bluteten. Zwar half eine Cortison-Salbe, die ihm der Arzt verschrieben hatte. Aber die Haut wurde dadurch dünner, und die Blutungen nahmen zu. Mit Artemisia-Salbe wurden die Symptome wesentlich besser. Eine sudanesische Patientin mit Hämorrhoiden hatte schon 200 US-Dollars vergeblich für Therapien ausgegeben. Im Krankenhaus im Kongo behandelte sie eine Krankenschwester, die bei Anamed ausgebildet war, drei Mal täglich mit Artemisia-Salbe. Nach einer Woche fuhr die Patientin glücklich nach Hause: eine Operation war nicht mehr nötig.

Hautprobleme

In der Schweiz werden mit Artemisia-Salbe sehr gute Erfahrungen gemacht bei Dekubitus, bei Bettlägerigen oder Menschen im Rollstuhl. Die wunden Stellen verheilen schnell. Ein 67 Jahre alter Mann litt seit 29 Jahren an Psoriasis, vor allem an den Unterschenkeln. Bis zum Sommer 2008 benutzte er cortisonhaltige Salben, und seither ausschließlich Artemisia-Salbe, mit dem gleichen Ergebnis. Ein anderer Patient litt jahrelang unter Psoriasis.

Alle herkömmlichen und alternativen Behandlungsweisen schlugen nicht an. Erst mit der Artemisia-Salbe hörte das Jucken vollständig auf, allerdings sind die Stellen noch sichtbar. Hautinfektionen und Warzen im Gesicht verschwanden dank Artemisia-Salbe. Menschen mit Warzen berichten, dass sie zwei Mal täglich frische grüne Blätter unter einem Pflaster auf die Warzen tun. Sie würden fast vollständig verschwinden, nach nur 24 bis 48 Stunden. Viele ältere Männer leiden in Benin an Ekzemen in der Innenseite ihrer Hände. Das Einzige, was ihnen hilft, ist Artemisia-Salbe (vgl. a. die Seiten von Dr. med. Heinz Lüscher, Praxis für Vitalstoffmedizin, über Artemisia annua).

Husten

Bei Husten, Bronchitis und Erkältungen helfen Artemisia-Tee und Inhalationen mit Tee. Dabei sollte man den Kopf über den Topf mit Artemisia-Tee halten, die Dämpfe tief einatmen und ein Badelaken über Kopf und Topf legen, damit die ätherischen Öle konzentriert bleiben.

Immunsystem stärken

Artemisia stärkt das Immunsystem, wie man bei Tausenden von HIV-Positiven Patienten in Afrika beobachten kann. Auch zu diesem Thema habe ich ein eigenes Kapitel geschrieben. Die Minimal-Dosis ist Tee aus einem Teelöffel getrockneter Blätter, wobei der Tee 15 Minuten ziehen sollte. Hannelore Klabes, die „Artemisia-Frau", erzählte mir, dass sie dank Artemisia-Tee und -Pulver sowie Moringa-Pulver die letzten Jahre keine Grippe mehr kennt und nur noch sehr selten erkältet ist. Sie ist mittlerweile 88 Jahre alt!

Infektionen allgemein

Bei einem Patienten wurde Magenschleimhautentzündung unter Mitwirkung des Bakteriums Heliobacter diagnostiziert. Der Patient hörte von Artemisia und nahm täglich einen Teelöffel Pulver in Joghurt und löste sein Rezept für ein Antibiotikum nicht ein. Das war im Dezember. Mitte März, der Mann war längst beschwerdefrei, wurde der Stuhl des betroffenen Mannes noch einmal untersucht. Er war völlig normal, der Heliobacter-Befall verschwunden. Eine Frau in Deutschland hatte sich mit Tularemia, dem gefährlichen „Kaninchen-Fieber", angesteckt. Sie hatte sich bei ihrem Hund angesteckt, der die Eingeweide eines Hasen gefressen hatte. Sie begann, regelmäßig Artemisia-Tee zu trinken, und ihre Gesundheit verbesserte sich signifikant.

Insektizid

In der Landwirtschaft und im Gartenbau, aber auch in Privatgärten besteht ein Bedarf von Insektiziden, die Bienen und Hummeln nicht schaden. Artemisia schreckt bestimmte Insekten ab. Ein Ethanol-Extrakt störte das Fressverhalten und das Wachstum von Larven. Verantwortlich hierfür sind Flavonoide, Terpene, Tannine und Sterole (vgl. Aftab u.a., a.a.O., S. 237). Diese Insektizid-Wirkung wurde auch bei Käfern beobachtet, die Nutzpflanzen gefährlich werden können. Offenbar stört Artemisia annua den Verdauungsprozess im Verdauungssystem von Insekten (vgl. ebd.). Auch die Entgiftungsmechanismen der Insekten werden gestört. Nach 48 Stunden verlor der Extrakt an Wirksamkeit. Auch gegen Pilze und Nematoden, die viele Pflanzen befallen und schädigen können, erwies sich der Artemisia-Extrakt als wirksam.

Vielleicht hilft Artemisia annua auch gegen Nacktschnecken? Letztes Jahr (2016) waren Nacktschnecken wegen des feuchten Sommers eine richtige Plage bei uns, ich habe kaum Salat oder Zucchinis ernten können. Vielleicht wird Artemisia eine Alternative zu synthetischen Insektiziden wie Neonikotinoide oder Schneckenkorn, welche Bienen sowie weitere Insekten und Lebewesen schädigen und die daher aus gutem Grund im Bio-Anbau verboten sind.

Kopfschmerzen

Bci Kopfschmerzen empfiehlt Anamed Artemisia-Tee. Natürlich müssen auch die Ursachen erforscht werden.

Krebs

In einem Extra-Kapitel in diesem Buch habe ich beschrieben, warum Artemisia nicht nur bei Malaria, sondern auch bei Krebs wirkt. Als man in Afrika Malariakranke, die gleichzeitig Krebs hatten, mit Artemisia annua behandelte, stellte man fest, dass sich auch der Krebs besserte oder sogar ausheilte. Eine Studie der Universität Tübingen beweist: Artemisia macht Chemotherapie und Strahlentherapie wirksamer und minimiert die Nebenwirkungen. Manchmal wird auch die Apoptose, ein Selbstmordprogramm der Krebszelle, in Gang gesetzt. Artemisia und seine Derivate haben keine negative Wirkung auf gesunde Zellen, sondern wirken selektiv auf die Krebszelle. Es gibt darüber bereits zahlreiche wissenschaftliche Studien.

In „A-3: From Research to Experience“ wird von einer Frau berichtet, die vor zwei Jahren Knochen- und Brustkrebs hatte. Sie trinkt täglich vier Tassen Artemisia-Tee, 5 Gramm pro Liter, und ihre Tumormarker sind seither signifikant zurückgegangen, und sie fühlt sich gesund und fit. 2008 hatte eine Frau Magenkrebs mit Metastasenbildung und musste operiert werden. Vier Wochen nach Beginn der Artemisia-Therapie wurde die scheinbar dem Tode geweihte Patientin lebendig und lebensfroh. Ein starker Raucher hatte Lungenkrebs entwickelt, der nicht mehr zu behandeln war. Seine Lebenserwartung wurde als sehr gering eingeschätzt. Sofort begann er eine zehntägige Artemisia-Therapie mit hoher Dosierung und wechselte danach zu einer geringeren Tee-Menge. Der Tumor ist geschrumpft und fast verschwunden. Es gibt Studien, die belegen, dass Artemisia bei Mäusen die Schrumpfung von Brustkrebs-Tumoren bewirkt (vgl. Aftab u.a., a.a.O., S. 216).

„Anamed“ empfiehlt folgende Therapie, wenn keine andere möglich ist: Man gebe dem Patienten Eisentabletten am Morgen, und er soll nachmittags einen Liter Artemisia-Tee aus fünf Gramm getrockneten Blättern trinken. Diese Behandlung wird eine Woche lang fortgesetzt, und jeweils eine Woche im Monat wiederholt (vgl. „AIDS and Natural Medicine“, S. 31).

Lebererkrankungen

In Uganda hatte ein Mann schwere Symptome wie Zittern durch Alkoholmissbrauch. Nach einer Woche Artemisia-Therapie mit Tee war er völlig beschwerdefrei. Er trank einen Liter Tee über einen Zeitraum von einem Monat. Danach untersuchte sein Arzt seine Leber, der von „vollständiger Genesung“ sprach.

Lethargie, Erschöpfung

Es wird eine vollwertige Ernährung empfohlen plus Lemongrass-Tee und Artemisia-Tee. Ruhe ist hilfreich und Bewegung in frischer Luft. Es sollten Lebensmittel mit hohem Eisengehalt verzehrt werden wie Moringa und grünes Gemüse (vgl. „AIDS and Natural Medicine“, S. 35)

Magenprobleme

Eine Frau hatte erfolgreich ihre Arthritis mit Artemisia behandelt und keinerlei Schmerzen mehr. Sie überzeugte ihren 11-jährigen Enkelsohn, Artemisia-Tee gegen seine Magenschmerzen und Inkontinenz -Blasenschwäche- auszuprobieren. Nach nur zwei Tagen hatten sich die Themen verbessert, und die Heilung schritt voran. Viele Patienten mit chronischen Entzündungen wie Kolitis oder Morbus Crohn berichten über die anti-entzündliche Wirkung von Artemisia-Tee. Ein Patient in England hatte Blut im Stuhl aufgrund seiner Dickdarmentzündung. Als er eine Artemisia-Tinktur zu sich nahm, beruhigte sich sein Darm, die Verdauung normalisierte sich, und es fand sich kein Blut mehr im Stuhl.

Malaria-Prophylaxe

Ein Anamed-Mitarbeiter ist begeistert. Er beobachtet, dass Artemisia nicht nur Malaria vorbeugt, sondern auch Erkältungen, Grippe und Nebenhöhlenentzündungen. Ein sechsjähriges Kind, was aufgrund zerebraler Malaria jede Woche Krämpfe hatte, bekam zehn Tage lang Artemisia mit Honig und im folgenden Monat zehn Tage lang. Im ersten Monat kam es nur zu zwei Krampfanfällen, und seither nie wieder. Auf einer Teeplantage in Uganda wurde ein Versuch gemacht. 100 Landarbeiter tranken einen halben Liter starken Artemisia-Tee pro Woche, die gleich große Vergleichsgruppe nicht. Von der Artemisia-Gruppe erkrankte niemand an Malaria, in der Vergleichsgruppe bekam der durchschnittliche Prozent-satz Malaria. Eine andere Gruppe, die in der Nähe in einem Sumpfgebiet leben, erfuhr davon und begann Artemisia-Tee zu trinken. Ihre Mitglieder entwickelten dadurch einen vollständigen Schutz gegenüber Malaria.

Menstruationsbeschwerden

Eine Schottin hatte extreme Menstruationsbeschwerden mit Spannungsschmerzen in den Brüsten, einem aufgedunsenen Unterleib und Bauchschmerzen. Sie begann, täglich Artemisia-Tee zu trinken. Ihre Beschwerden hörten auf, und ihre Menstruation begann plötzlich und hörte auch plötzlich wieder auf. Sie interpretiert das so, dass die Gebärmutter sich sehr effektiv reinigt. Es gibt seither auch keine Klum-pen mehr im Menstruationsblut. „Das Blut ist sehr sauber".

Morbus Parkinson

Ein Mann in Deutschland litt schon seit fünf Jahren unter Morbus Parkinson, auch „Schüttelkrankheit" genannt. Sechs Monate lang trank er täglich Artemisia-Tee. Nicht nur seine Symptome sind jetzt wesentlich milder, auch sein Wohlbefinden hat sich sehr gesteigert.

Pilzbefall

Artemisia dämmt das Wachstum von Candida albicans und weiteren pathogenen Pilzen ein (siehe auch Extra-Kapitel in diesem Buch). Innerlich wie äußerlich – als Artemisia-Salbe – wirkt der einjährige Beifuß als Anti-Pilzmittel, wie Studien belegen. Die Salbe hilft äußerlich bei Haut- und Fußpilz, Pulver, Tee und Kapseln zum Beispiel bei Candida-Pilzbefall des Darms und innerer Organe. Pilze lieben ein saures Milieu mit einem niedrigen pH-Wert von etwa 5. Die meisten Menschen sind aufgrund ihrer Ernährung, Lebensweise und Stress übersäuert. Artemisia annua ist neben Moringa oleifera eines der am meist Basen bildenden Pflanzen überhaupt. Damit wird Pilzen der Nährboden entzogen.

Tiere

Auch bei Tieren wird Artemisia mit Erfolg eingesetzt. Farmer in Afrika verwenden Artemisia-Tee, wenn ihre Kühe Durchfall haben. Der Erfolg ermuntert sie dazu, selbst Artemisia anzubauen. Eine Klinik in Norddeutschland setzt erfolgreich Artemisia ein, wenn Hunde Krebs haben. Bauern in Rumänien behandeln Coccidose, eine Durchfallerkrankung, in Kaninchen und Hennen. Einige lassen ihre Kaninchen an abgeernteten Artemisia-Zweigen nagen. Auch bei Pferden, die von Borreliose betroffen sind, hilft Artemisia. Selbst angebautes Artemisia ist aus Kostengründen eine gute Idee.

Virusinfektionen

Die antiviralen Eigenschaften von Artemisia annua sind durch zahlreiche Studien nachgewiesen[20]. Meine Erfahrungen und die meiner Bekannten zum Beispiel bei den ersten Anzeichen einer Grippe oder Erkältung decken sich mit dem des Schweizer Arztes Dr. Heinz Lüscher. Wer bei den ersten Anzeichen einer Erkältung oder Grippe Artemisiapulver oder Artemisiakapseln nimmt, fühlt sich meist am nächsten Tag wieder völlig gesund. Es gibt zahlreiche Studien, welche die Wirkung von Artemisia annua bei Infektionen mit dem Herpes-Virus belegen.

Würmer

Würmer wie zum Beispiel der Leber-Egel gehören zu den Parasiten, die durch ihre Stoffwechselgifte Organe schwächen und krank machen können. Artemisia annua ist hier eine große Hilfe: sowohl prophylaktisch als auch therapeutisch zur Behandlung. Dr. Hulda Clark bringt Krebserkrankungen mit Wurmbefall in Verbindung. Ein weiteres Naturheilmittel, was Würmern den Garaus macht, sind Papayasamen, das Fruchtfleisch der grünen Papaya und Papayablätter. Die Eiweiß-spaltenden Proteasen der Papaya lösen die Würmer einfach auf. In meinem Buch „Papaya - der essbare Wunderbaum" habe ich diesen Mechanismus ausführlich beschrieben.

Wunden

Bei der Feldarbeit entstehen leicht Wunden, Abschürfungen und Schnitte. In Benin setzen sich oft Fliegen auf die Wunden, wodurch die Wunden sich chronisch entzünden und sich Abszesse bilden, mit Eiter gefüllte Geschwulste, die schwer zu behandeln sind. Wenn sofort Artemisia-Salbe auf die Wunden aufgetragen wird, sie besteht aus Artemisia, Neem und Moringa, findet Heilung hingegen sehr schnell statt, wie Mitarbeiter von „Anamed" beobachten. In Äthiopien hatten die Kinder einer Missionars-Familie einen Fahrradunfall. Sie liefen sofort nach Hause und verlangten Artemisia-Salbe auf ihre Wunden. Diese infizierten sich nicht.

Artemisia – wie verwende ich es?

Erst einmal: Artemisia ist bitter. Die Geschmacksnote „bitter“ ist nach der Traditionellen Chinesischen Medizin TCM wichtig für die Verdauung und zum Ausgleich von Yin und Yang. Bitter „yangisiert“ unsere Yin-betonte Lebensweise und erdet uns. Viele Krankheiten, so die TCM, hängen mit einem Überschuss an „Yin“ zusammen. Es gibt im Moment etliche Bücher, welche die Vorteile der Bitterstoffe herausstellen. Bitterstoffe zum Beispiel in Grapefruits sind konsequent herausgezüchtet worden, weil Menschen einen Hang zum Süßen haben. Bitterstoffe sind aber sehr wichtig für die Aktivität von Leber, Magen, Galle und Darm. Im Darm gibt es sogar Rezeptoren für den Geschmack „bitter“! Es werden mehr Verdauungssäfte gebildet, und die Peristaltik im Darm wird angeregt. Durch Bitterstoffe wird die Ausleitung von Schlacken und Schadstoffen gefördert. Wem der Tee zu bitter ist, der Geschmack erinnert an Wermut, einem weiteren Beifußgewächs, kann den Tee mit Ahornsirup, Birkenzucker, Stevia-Pulver21 oder Kokosblütenzucker süßen. So schmeckt er dann fast jedem.

Es gibt grundsätzlich zwei Möglichkeiten, Artemisia zu verwenden: als Tee oder als Pulver in Rohkostqualität. Der **Tee** hat den Vorteil, dass noch mehr Polyphenole mit antioxidativer Wirkung die Chance haben, ins heiße Wasser überzugehen. Ideal ist eine Temperatur von etwa 80 Grad. Die erreicht man, indem man Wasser zum Kochen bringt und dann einen Schuss kaltes Wasser zugibt. Noch genauer kann man diese Temperatur erreichen, wenn man sich ein kleines Thermometer für Grüntee zum Beispiel bei „Arco“ kauft. Dort kann man sich auch einen Teebeutel aus Stoff besorgen. Den Tee lässt man mindestens zehn Minuten, gern auch fünfzehn Minuten ziehen. Ein bis zwei gehäufte Teelöffel sind für einen Liter ausreichend. Man kann den Tee noch weitere zwei Mal aufbrühen.

Die zweite Möglichkeit ist es, Artemisia als **Pulver** in Rohkostqualität zu verzehren. Pulver gibt es fertig zu kaufen, man kann es sich aber auch leicht aus Tee selbst mahlen in einer elektrischen Kaffeemühle. Dieses Pulver schmeckt bitter. Ich rühre es in ein Schüsselchen Soja-Blaubeerjoghurt ein mit einem Esslöffel Flüssighonig. Eine andere Möglichkeit besteht darin, eine Banane zu zerdrücken und das Pulver mit dem Flüssighonig und einem Teelöffel kalt gepresstem Öl gut zu vermengen. Mein Lieblingsöl ist Leinöl mit Moringa. Einfach köstlich!

Untersuchungen zeigen, dass ein Teil der Inhaltsstoffe besonders gut zusammen mit fetthaltigen Lebensmitteln aufgenommen wird.

Wer ein gesundheitliches Problem hat und Artemisia aus therapeutischen Gründen nehmen möchte, weil er vielleicht eine Hepatitis-Erkrankung hat, Krebs, Borreliose oder eine chronische Herpes-Infektion, kann seine Portion Artemisia-Pulver oder Artemisia-Tee am Besten in mehreren Portionen über den Tag verteilt zu sich nehmen zum Beispiel im Abstand von sechs Stunden. Einige therapeutisch wirksame Inhaltsstoffe wie Artemisinin haben nämlich nur eine Halbwertzeit von etwa drei bis vier Stunden, das heißt, nach dieser Zeit hat sich die Konzentration dieses Stoffes halbiert. Die besondere Dosierung im Fall einer Krebserkrankung habe ich im Kapitel über Krebs anhand der Empfehlungen von „Anamed“ zusammengefasst.

Eine gute Möglichkeit, sich Moringa-Pulver und Artemisia-Pulver gleichzeitig in Rohkosttemperatur und - geschmacklich neutral - zu gönnen, sind **grüne Smoothies**. Dazu braucht man einen Mixer oder Hochleistungsmixer wie „Vita-mix“. Mein Standardrezept geht so: 2 Bananen, eine Birne, eine dicke Scheibe frische Ananas, eine Tasse eingeweichte Rosinen, eine Handvoll getrocknete Datteln, eine Avocado, ein kleines Stück Ingwer, ein kleines Stück Kurkuma oder Gelbwurz, Beeren (wenn vorhanden) und als Grünanteil Wildkräuter, eine Gurke, Feldsalat, Grünkohl oder Roma-Salat. Alles in Bio-Qualität oder aus Wildwuchs. Zusammen mit je ½ Teelöffel Artemisia- und Moringapulver und etwa einem Liter Wasser auf Höchststufe homogenisieren und in eine Thermosflasche abfüllen. In der Thermoskanne und im Kühlschrank hält sich der grüne Smoothie bis zu 24 Stunden. Auf diese Art können wir uns gezielt und konzentriert die Grünkraft der Pflanzen einverleiben. Wir essen nämlich meist viel zu wenig Grünes. Diese Flüssig-Nahrung soll man nicht runterkippen, sondern jeden Schluck einspeicheln, damit die Kohlenhydrate aus den süßen Früchten im Mund durch Enzyme im Speichel vorverdaut werden.

Eine weitere gute Möglichkeit besteht darin, sich morgens einen **Artemisia-Moringa-Kaffee** zuzubereiten. Ich nehme dafür eine italienische Espresso-Maschine, die man mit Kaffee und Wasser auf die Herdplatte stellt. Unter das Bio-Kaffeepulver mische ich einen halben Teelöffel Artemisia-Pulver und einen Teelöffel Moringa-Pulver. Artemisia und Moringa haben synergetische Effekte, unterstützen ihre Wirkung gegenseitig. Da Kaffee sowieso bitter schmeckt, man kann ihn natürlich mit Birkenrindenzucker Xylit, Stevia oder Kokosblütenzucker süßen, macht es nichts, wenn noch die Bitterstoffe von Artemisia hinzukommen.

So hat man mit dem morgendlichen Artemisia-Smoothie und dem Artemisia-Kaffee schon eine gute gesundheitliche Basis für den Tag geschaffen.

Beide Möglichkeiten, als Tee und als Pulver, helfen Parasiten zu bekämpfen und Bakterien, haben eine vorbeugende oder therapeutische Wirkung bei vielen Krankheiten, und verhelfen zu einem auch seelischen Wohlgefühl und mehr Lebenskraft. Nebenwirkungen sind nicht bekannt. Allerdings sind wir Bitterstoffe in dieser Konzentration kaum gewöhnt, sodass ich empfehle, „klein anzufangen“. Also erst einmal einen Becher Tee pro Tag zu trinken aus einem halben Teelöffel getrockneten Artemisia-Blättern. Und mit einem viertel Teelöffel Blatt-Pulver pro Tag zu beginnen. Wenn man sich an diese Menge gewöhnt hat, und keine Probleme damit hat wie zum Beispiel Blähbauch, kann man die Menge erhöhen auf bis zu zwei Teelöffel Artemisia-Tee für ein oder anderthalb Liter Wasser plus zwei Teelöffel Artemisia-Pulver morgens und mittags. Bei manchen Menschen macht Artemisia wach, Sie sollten in diesem Fall abends mit dem Pulver vorsichtig sein. Andreas Kraus, der Chef vom MoringaGarden, nimmt täglich 5 Gramm Moringa-Pulver, 5 Gramm Artemisia-Pulver und sechs Kapseln Bacillus subtilis. Das sind ein stark gehäufter Teelöffel Moringa-Blattpulver sowie zwei schwach gehäufte Teelöffel Artemisia-Blattpulver plus Kapseln mit dem Gesundheits-Bakterium, siehe Extra-Kapitel. Was Artemisia und Moringa betrifft, sollte man sich wegen der Senfölglykoside (Moringa) und Bitterstoffe (Artemisia) langsam an diese vielleicht optimale Dosis herantasteten.

Wer selbst Artemisia-Pflanzen im Garten oder auf dem Balkon zieht, kann natürlich auch die frischen Blätter verwenden und braucht dann etwa die doppelte bis dreifache Menge. Die Blätter kann man selbst bei Rohkosttemperatur von 38 Grad trocknen, zum Beispiel mit einem Dörrex-Gerät mit Temperaturanzeige der Firma „Stöckli“. Die Firma „Keimling“ ist in Deutschland der Anbieter mit dem größten Sortiment von Trocknungsgeräten für Tee, Obst und Gemüse. Man bewahrt die getrockneten Blätter zum Beispiel trocken und lichtgeschützt in Keksdosen auf und kann nach Bedarf einen Teil des Tees zu Pulver zermahlen.

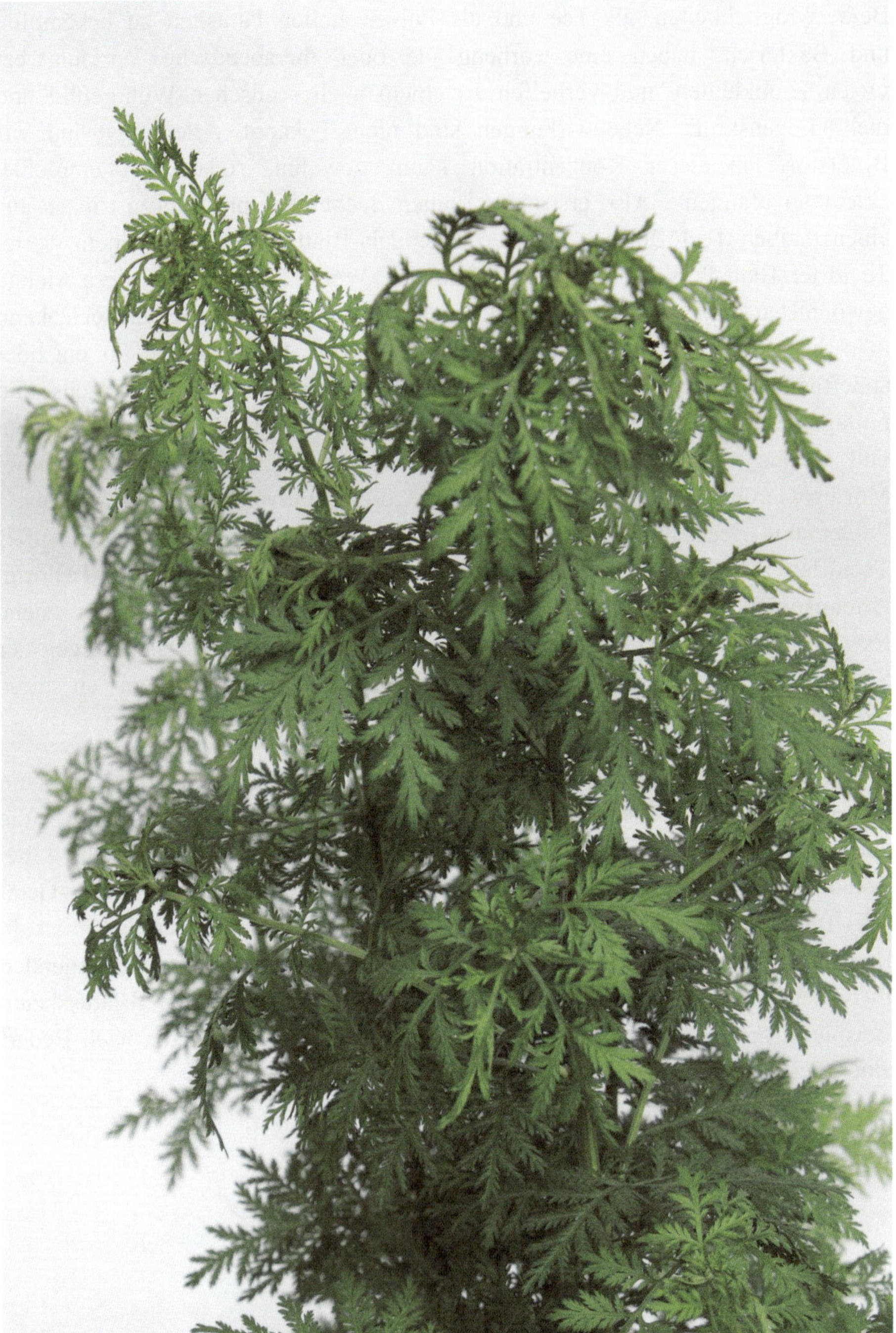

11. ARTEMISIA ANNUA / DMSO-AUSZUG

Von Dr. Hartmut Fischer

Heilkräuter werden, frisch oder getrocknet, gerne in Alkohol (Ethanol) eingelegt, um die löslichen Inhaltsstoffe in die flüssige Phase zu überführen, also um sogenannte Auszüge oder Tinkturen herzustellen. Ein beliebtes Beispiel sind die „Schwedenkräuter". Diese alkoholischen Auszüge werden dann entweder direkt äußerlich oder innerlich angewendet oder in Verdünnungsreihen überführt und homöopathisch genutzt. Dieser Vorgang wird pharmazeutisch auch mit Artemisia annua praktiziert.

Es gibt aber ein wesentlich besseres Auszugmittel für Pflanzenmaterial, wenn es darum geht einen möglichst ganzheitlichen Lösungsvorgang zu erzielen. Das flüssige Dimethylsulfoxid, abgekürzt DMSO, löst sowohl hydrophile als auch lipophile Stoffe ideal. Es besitzt ein mehr als doppelt so hohes Dipolmoment als Wasser oder Ethanol und kann dadurch auch salzartige Substanzen in Lösung bringen. Zur Zeit der Alchemisten, als die drei zusammengehörigen Prinzipien Körper, Geist und Seele erkannt wurden, verknüpfte man das Salz mit der Körperlichen Ebene, das Wasser (Tropen bildend, flüssig) mit der geistigen Ebene und das Flüchtige, brennbare, Schwefel haltige mit der seelischen Ebene. Alle drei Prinzipien sind in DMSO vereint. Es ist flüssig bei Körpertemperatur, erstarrt jedoch kristallin bei genau der Hälfte der Körpertemperatur, nämlich 18,5 Grad Celsius. Es ist brennbar und enthält gleichzeitig Schwefel. Es hat ein sehr hohes Dipolmoment, welches den salzartigen Charakter zeigt. Bei all dem ist DMSO eine echte Natursubstanz, die wir in Pflanzen und ebenso in der Atmosphäre finden können und es deshalb unserem Körper bekannt ist.

Mit DMSO zusammen kommen also die starken Heilkräfte einer gesunden Pflanze erst vollkommen zur Geltung. Zusätzlich hat DMSO eigene, in tausenden Forschungsarbeiten belegte, hervorragend heilende Eigenschaften (vgl. „Das DMSO-Handbuch" von Dr. Hartmut Fischer).

Zur Herstellung eines Artemisia annua/DMSO-Auszugs, wird das frische oder getrocknete Pflanzenmaterial (mit Keramikmesser schneiden!) einfach in einem Einwegglas mit reinem DMSO überschichtet, so dass der Flüssigkeitsspiegel knapp oberhalb der Schnittkräuter steht.

DMSO kauft man üblicherweise als 99,9%ige Ware in pharmazeutisch zertifizierter Qualität in Braunglasflaschen oder HDPE-Gebinden. Nach ca. 2 Wochen wird die flüssige Phase filtriert oder dekantiert.

DMSO kann nachträglich nicht oder nur sehr aufwendig wieder aus der Mischung entfernt werden, da sein Siedepunkt mit ca. 184 Grad Celsius sehr hoch liegt. Wenn man also feste, Lösemittel freie Extrakte erzeugen möchte, so ist es besser als Auszugsmittel Petrolether mit Siedepunkten von ca. 70 Grad Celsius zu verwenden.

Die Artemisa annua/DMSO-Mischung kann zum Beispiel äußerlich bei Hauttumoren, Warzen, Herpesbläschen, Wunden angewendet werden. Dazu tupft man die Flüssigkeit direkt punktuell mit einem Holzwattestäbchen auf. Bei größeren zu behandelnden Hautarealen ist es notwendig die Mischung vor der Anwendung 1:1 mit Wasser oder Eigenurin zu verdünnen. Zur Information: Beim Mischen mit Wasser kommt es zu einer erstaunlichen Wärmeentwicklung der Lösung!

Innerlich wird der Artemisia annua/DMSO-Auszug genauso eingesetzt wie der Tee oder die Pflanze selbst – bei akuten und chronischen Infektionen. Ebenso wird berichtet, dass die Mischung tropfenweise zur Blutreinigung und bei Parasitenbefall genutzt wird. Weitere Anwendungsgebiete zeichnen sich ab. Für innerliche Anwendungen beginnt man mit 1 – 3 Tropfen in einem Glas Wasser 1 bis 2 Mal täglich. Die Anzahl der Tropfen kann intuitiv deutlich gesteigert werden.
Weitere Informationen unter www.pranatu.de

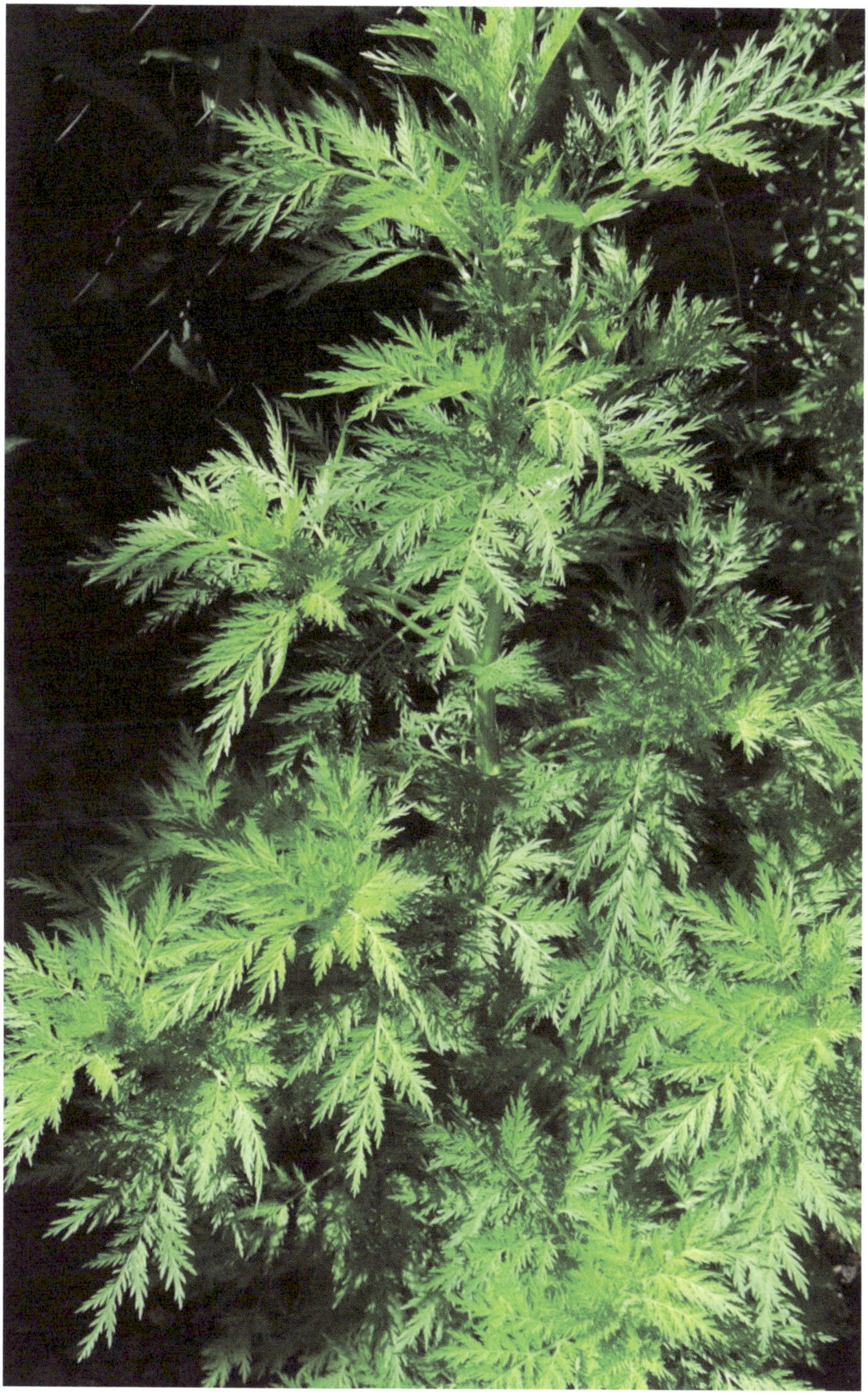

ARTEMISIA – HILFE ZUR RICHTIGEN ZEIT. EIN NACHWORT UND APPELL!

„Eine jede neue Idee durchläuft bis zu ihrer Anerkennung drei Stufen: zuerst wird sie als lächerlich denunziert, sodann vehement bekämpft, um dann letztlich von jedermann als selbstverständlich bezeichnet zu werden."

- Arthur Schopenhauer, Aphorismen, 1788-1860)

Ich möchte Sie an „wahre Gesundheit" erinnern, in meinen Augen unser aller Geburtsrecht. Dazu habe ich eine schöne Definition in Hulda Clarks Buch „Heilung ist möglich" gefunden:
„Gesundheit ist nicht bloß die Abwesenheit von Krankheit. Gesundheit heißt, sich herrlich zu fühlen, wie wenn man sich über Späße amüsiert. Gesundheit heißt, für das Leben dankbar zu sein. Es heißt, glücklich darüber zu sein, den Himmel und das Wachstum in der Natur sehen zu können und Vertrauen auf den Fortschritt der Menschheit zu haben. Gesundheit heißt, sich an die schönen Seiten der Kindheit zu erinnern und das Gefühl haben zu dürfen, dass vieles davon noch vorhanden ist." (Clark S. 29).

Ich möchte ergänzen: für mich bedeutet strahlende Gesundheit, morgens – jeden Morgen! - aufzuwachen und die ganze Welt umarmen zu wollen. Und: ein langes und gesundes Leben zu führen und irgendwann erfüllt an Altersschwäche, nicht an Krankheit zu sterben. Das schafft bei uns nur noch jeder 115. Mensch, also weniger als ein Prozent der Bevölkerung.

Warum ist Artemisia annua vielleicht gerade in dieser Zeit ein Geschenk des Himmels?

Die spanische Grippe, die zwischen 1918 und 1970 wütete und 50 Millionen meist junge Menschen dahinraffte, erscheint wie aus grauer Vorzeit. Stimmt das? Die Wissenschaft sagt, es sei nicht eine Frage der Zeit, OB wieder eine **Pandemie** ausbricht, sondern nur noch wann[22].

Eine Pandemie ist eine weltweit grassierende Seuche mit vielen Opfern. Das Schockierende an der Spanischen Grippe: Sie traf meist Menschen zwischen 25 und 29 Jahren in der Blüte ihrer Jahre. Warum? Sie waren im Gegensatz zu älteren Menschen noch nie mit dem Virus H1N1 in Kontakt gekommen, der aus Teilen eines Vogelgrippe-Virus und einer menschlichen H1-Variante entstanden war, und konnten daher keine Immunität entwickeln. Die meisten starben nicht am Virus selbst, sondern an einer bakteriellen Lungenentzündung.

Ihr Immunsystem war so gefordert mit dem fremden Virus und dadurch so geschwächt, dass er für feindliche Bakterien keine Kraft mehr hatte.

RTL zeigt gerade das Serien-Highlight „The Last Ship“. Produziert wurde der Film von Michael Bay (“Pearl Harbor”) und war 2014 der erfolgreichste Serien-Neustart im US-Kabelfernsehen. „The Last Ship“ spielt in einer nahen Zukunft, in der ein Großteil der Menschheit einer tückischen Viruserkrankung zum Opfer gefallen ist. Eine brillante Wissenschaftlerin arbeitet in geheimer Mission fieberhaft an einem Impfstoff. Was als Apokalypse und Utopie rüber kommt, ist nicht so utopisch, dass man sich über diese Möglichkeit nicht Gedanken machen sollte. Vielleicht, so die „Artemisa-Frau“ Hannelore Klades mit jahrelanger Afrika-Erfahrung, hätte man bei der EBOLA-Epidemie einfach Moringa und Artemisia annua anwenden können. Artemisia annua ist nicht nur effektiv gegen Malaria-Parasiten, sondern auch bei Viren, Bakterien und weiteren Parasiten, die den Menschen befallen können. Als „Hausapotheke“ empfehle ich daher Moringa, Artemisia annua und den Bazillus subtilis DSM 21097.

Es greift Parasiten und Pilze an, beseitigt Schwermetalle, reinigt Leber und Darm und schützt und fördert eine gesunde Darmflora. Wie gerade entdeckt wurde: Durch eine entgleiste Darmflora wird die Plaquebildung im Gehirn, sprich Alzheimer, gefördert. Eine gesunde Darmflora verhindert also Demenz und Alzheimer.

Artemisia annua wirkt nicht nur therapeutisch, sondern auch prophylaktisch gegen die Infektion mit **Malaria-Parasiten**. Dass auch wir gefährdet sein können, habe ich in einem Extra-Kapitel beschrieben. Ein Freund von mir, der oft nach Afrika fährt, um dort Permakultur-Projekte aufzubauen, nimmt als Malaria-Prophylaxe Artemisia annua und Moringa. Dadurch blieb er geschützt.

Eine weitere Gefahr lauert in **multiresistenten Keimen**. 85% des Geflügels in Niedersachsen, dem Bundesland mit der größten Massentierhaltung, werden prophylaktisch mit Antibiotika behandelt, was beim Konsumenten zu Resistenzen führen kann. Beim Fleischverzehr nimmt der Mensch permanent kleine Dosen der verschiedenen Antibiotika auf. Der Verzehr von Fleisch aus der Massentierhaltung kann somit die Entstehung von multiresistenten Bakterien im Darm verursachen. Die freizügige Vergabe von Antibiotika für Menschen tut sein Übriges. Durch Antibiotika wird die gesunde Darmflora abgetötet, und Pilze wie Candida können sich vermehren.

Ärzte beklagen, dass ihr Arsenal an Antibiotika bei vielen Patienten nicht mehr wirkt. Es gibt schon multiresistente Stämme, MRSA genannt (Methicillinresistenter Staphylococcus aureus). Der Vater meiner Tochter sollte eine Behandlung bekommen wegen feuchter Makula-Degeneration AMD. Sein Augenarzt riet ihm dringend, sich die Spritzen ambulant geben zu lassen, weil im Krankenhaus die Gefahr der Infektion durch (resistente) Krankenhauskeime bestehe. Dadurch könne er völlig erblinden.

Meine Mutter war wegen einer relativ harmlosen Krankheit im Universitätskrankenhaus UKE in Hamburg. Dort infizierte sie sich zusammen mit einer älteren Mitpatienten mit Chlamydien, einem gefährlichen Bakterienstamm. Sie kamen in Quarantäne, und wir durften sie nur mit Schutzanzug und Mundschutz besuchen und mussten unsere Hände nach jedem Besuch desinfizieren. Allerdings wurden wir Zeuge davon, wie die Putzfrauen ohne all das mit ihren Dreckeimern und Feudeln von einem Raum zum anderen zogen…

Das Gute: Artemisia annua hilft gegen Einzeller, Parasiten jeder Art, Bakterien, Viren und Pilzen. Diese Pflanze ist also eine Art Allzweckwaffe gegen alle möglichen Organismen, die unsere Gesundheit gefährden. Sogar die Krebserkrankung wird in Teilen der Alternativmedizin mit überzeugenden Argumenten und Belegen mit dem Befall von Parasiten und der Infektion durch Einzeller, Viren und Bakterien in Zusammenhang gebracht.

Heute, am 12. April 2017, lese ich einen beunruhigenden Artikel im „Hamburger Abendblatt“ mit dem Titel „Invasoren im Anflug.“ Forscher haben hier angewehten **Saharastaub** untersucht und fanden jede Menge „unerwünschte Gäste“.

2014 wurde allein Österreich mit rund zwei Millionen Tonnen Saharastaub eingepudert, sodass sich Gletscher gelblich färbten. Wüstenstürme hatten den feinen Sand 2.500 Kilometer weit bis nach Mitteleuropa geschaufelt.

Was die Wissenschaftler aus Österreich und Italien herausfanden: Mit dem Staub kamen und kommen unerwartet viele und fremde Bakterien und Pilze zu uns. Dr. Tobias Weil, Forschungsleiter und angestellt bei der Edmund-Mach-Stiftung: „Wenn die sich etablieren, können sie eine Gefahr darstellen.“ Das Forschungsteam fand „fast alle Mikroorganismen der Sahara“ und veröffentlichte seine Studie im Journal „Mikrobiome“.

Der Staub ist eine Mitfluggelegenheit für unerwünschte und besonders robuste Gäste, so das Hamburger Abendblatt. Dr. Weil: „Sie sind extrem stressresistent und haben dicke Zellwände." Ergebnis ist ein erhöhtes Gesundheitsrisiko für Mensch, Tier und Pflanze auch in unseren Breiten.

Die Vereinten Nationen haben das Phänomen der Sand- und Staubstürme untersucht. Im vergangenen Jahrhundert hat der Wüstenstaub um bis zu 50% in der Luft zugenommen, so eine UN-Analyse. Dieser Staub kann Asthma und Bronchitis auslösen oder verschlimmern und hat jede Menge Sporen, Allergene, Bakterien und Pilze im Gepäck. Der Deutsche Wetterdienst DWD, so das Hamburger Abendblatt, misst pro Jahr rund zehn bis 20 große Sandtransporte aus der Sahara auf deutschem Boden.

DWD-Experte Werner Thomas: *„Immer mehr Kommunen wollen wissen, ob ihr Feinstaub eigentlich hausgemacht ist oder aus der Ferne kommt."*

Wie schützen? Auch hier wieder mit Artemisia, Moringa und Bacillus subtilis. „Gefahr erkannt, Gefahr gebannt." Dass immer mehr Tropen-Insekten die Alpen überqueren und Saharastürme mit Schad-Organismen auch unsere Gesundheit gefährden, können wir nicht verhindern. Auch nicht, dass durch die Resistenzen von Keimen immer weniger Antibiotika wirken. Oder dass es erneut einen Ausbruch der Vogelgrippe gibt und sich Vogelgrippe-Viren mit menschlichen Viren vermischen und zur tödlichen Gefahr werden. Aber was wir tun können: unsere Abwehr so stärken, dass wir uns ein Schutzschild aufbauen, das leicht und locker mit „feindlichen" Invasoren fertig wird.

Wolfgang U. Voigts schreibt in seinem Bestseller „Die Krebslüge": „Dem Grund nach ist Gesundheit etwas sehr Einfaches. Wir müssen einfach begreifen, dass wir ein Wunderwerk an Selbstheilungskräften in uns haben, das gigantisch ist, von dem wir nicht einmal ein Prozent wissen, wie es genau funktioniert, so komplex ist es. Was wir aber wissen, ist, dass wir diesem Wunderwerk alle an Mitteln (Vitalstoffe) in ausreichender Form geben müssen, dabei lieber etwas mehr als zu wenig, damit es optimal arbeiten kann. Erst dann kann es seine volle Kraft ausschöpfen." (a.a.O., S. 287). Dem kann ich nichts hinzufügen. Heilen kann keine Medizin. Heilen kann nur das „Wunderwerk" unseres Körpers selbst. Daher müssen wir es nicht schwächen und zerstören, sondern schützen und unterstützen. Hannelore Klades ist mittlerweile (2017) 88 Jahre alt und hat sich in ihren Afrika-Einsätzen gegenüber Malaria-Parasiten und anderen Infektionen ausschließlich mit Artemisia annua und Moringa geschützt.

Seit sie Artemisia nimmt, hat sie noch nicht einmal eine Grippe bekommen. Durch die Klimaerwärmung und andere Einflüsse werden auch bei uns die Zeiten ungemütlicher, was Gefahren durch Zecken und weitere Parasiten bedeutet, von Pilzen, Bakterien und Viren mal ganz zu schweigen. Bauen wir uns ein stabiles Immunsystem auf, damit wir auch in „stürmischen Zeiten“, in einer Welt des Wandels, auf der sicheren Seite sind. Dazu gehören für mich neben einer gesunden Ernährung, Bewegung und Tiefenentspannungsmethoden wie das authentische Reiki oder Meditation unbedingt die Power-Pflanzen Artemisia und Moringa sowie der geniale Bacillus subtilis.

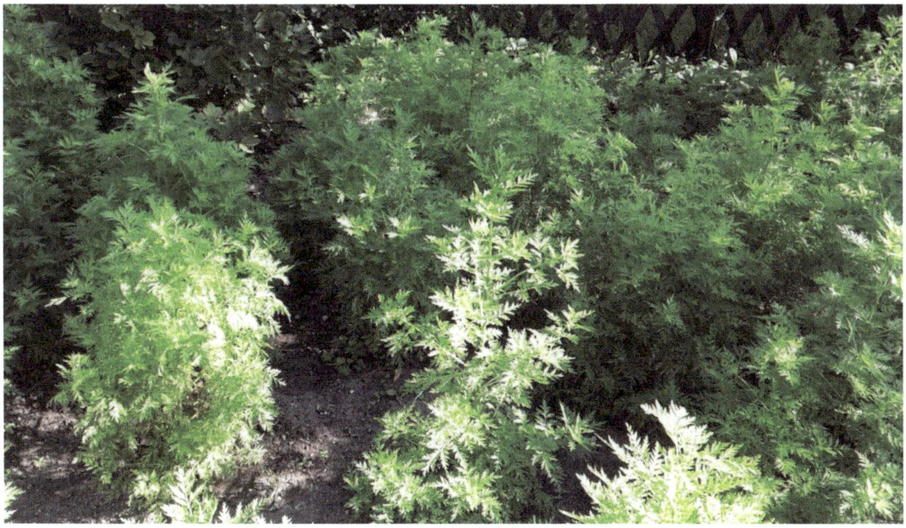

VERWEISEN

1. vgl. Dr. Jim Duke 2005 http://www.ars-grin.gov/duke/ethnobotuse.html
2. vgl. www.nairjc.com und Hinweis im Kapitel „Studien“ unter „Inhaltsstoffe“ sowie von A.R. Bilia u.a. http://dx.doi.org/10.1155/2014/159819
3. Die Studie ist unter www.cemm.at herunter zu laden, wo Sie auch die Pressemitteilung „Durchbruch in der Diabetesforschung“ finden.
4. https://doi.org/10.1086/591195
5. vgl. http://ganzheit-natur-gesundheit.blogspot.de/search?updated-min=2015-01-01T00:00:00-08:00& updated
6. http://www.univadis.de/medical-news/74f40d280cd7252de88cc23581ca951a?
7. vgl. Firestone, Gary L., und Sundar, Shyam N., „Anticancer activities of artemisinin and its bioactive derivatives“, The University of California at Berkeley, Cambridge University Press 2009, glfire@berkeley.edu
8. http://clinicaltrials.gov/schow/NCT00764036
9. http://www.controlled-trials.dom/ISRCTN05203252
10. Dr. Duke´s Phytochemical and Ethnobotanical Databases http://sun.ars-grin.gov: 8080/npgspub /xsul/dunke/pl_act.xsgl?taxon=120
11. Studie von TG Monera, AR Wolf u.a. in Englisch unter http://www.ncbi.nlm.nih.gov/pubmed/1974 5507
12. www.emil-schlegel-klinik.de
13. www.dr.clarkinfocenter.com
14. maike@juasun.net und feleshipeter@yahoo.com und phillysma2001@yahoo.com
15. unter https://www.kingnature.ch
16. www.permawerk.jimdo.com
17. 30 Minuten, unter www.moringagarden.eu/Informationen/Info-s-ueber-Moringa-oleifera/Moringa-Plus-Bacillus-subtilis/ bzw. www.dermoringaner.de
18. www.dermoringaner.de
19. www.mskcc.org/cancer-care/herb/artemisia-annua
20. www.ncbi.nlm.nih.gov/pubmed/16902856 und www.cid.oxfordjou rnals.org/cont ent /47/6/804.full
21. nebengeschmacksarm „Groovia“ über www.medherbs.de
22. vgl. www.spiegel.de/wissenschaft/medizin/spanische-grippe-erklaerung-fuer-verheerende-pandemie-von-1918-a-966720.html oder der RTL-Film „Das letzte Schiff“ unter www.info.rtl2.de/rtl-ii-zeigt-das-serien-highlight-%E2%80%9E-last-ship%E2%80%9C

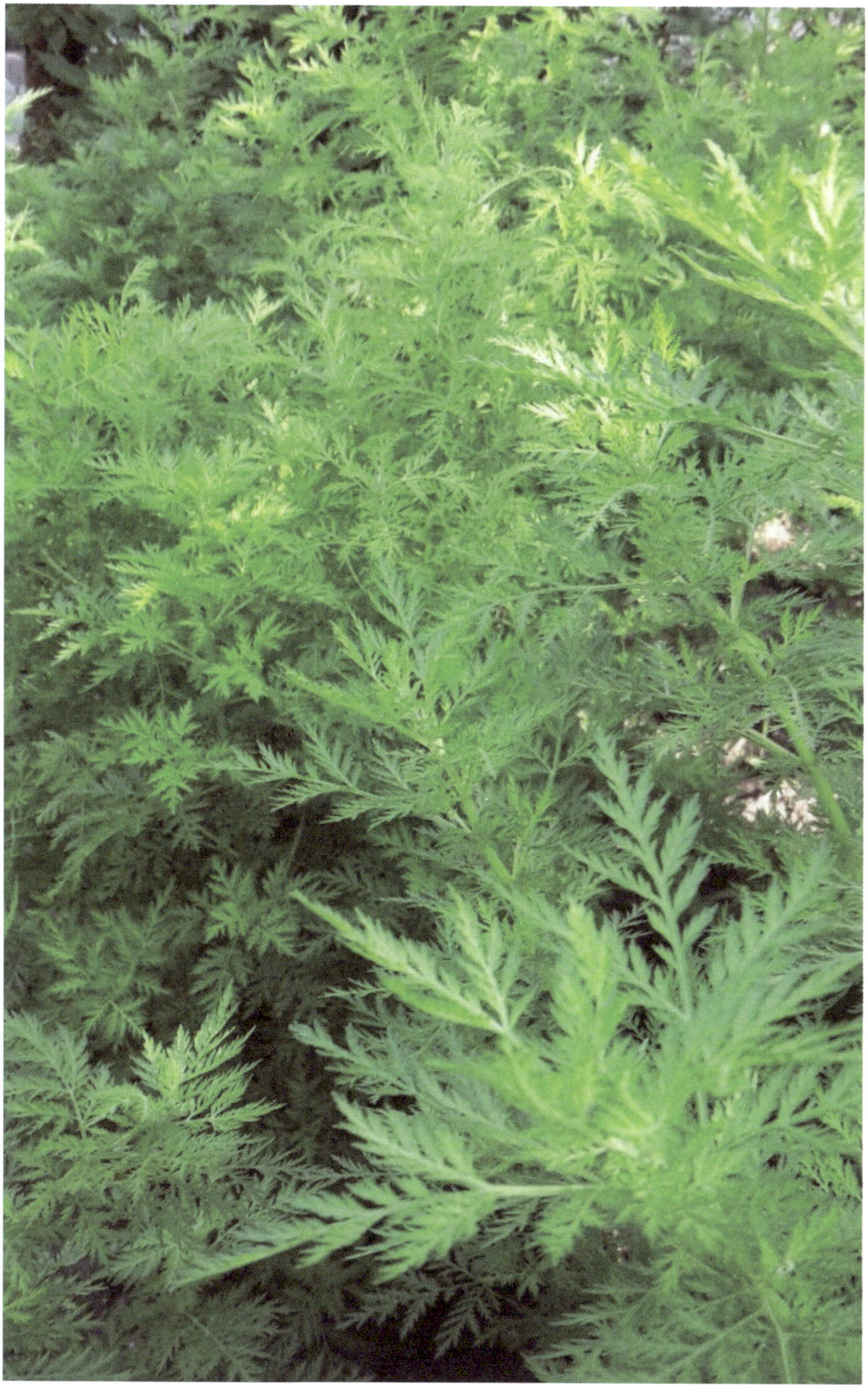

BÜCHER UND DVDS

Aftab, Tariq, Ferreira, Jorge F.S., Masroor, M., Khan, A., Naeem, M. (Herausgeber), "Artemisia annua – Pharmacology and Biotechnology", Springer, Heidelberg 2014 (Standardwerk in Englisch)

Anamed, Hrsg., „Artemisia annua anamed: Anbau und Verwendung", Stand: 2/2015, www.anamed.net (Bestellnr. 202)

Anamed, Hrsg., „DVD for anamed collaborators. Artemisia annua anamed A-3", Mai 2015 (Bestellnr. 434)

Anamed, Hrsg., „Book 4, AIDS and Natural Medicine" (Bestellnr. 115)

Baklayan, Alan E., "Parasiten – die verborgene Ursache vieler Erkrankungen", Goldmann, München 1999

Bláhová, Hana, "Das Parasiten-Handbuch", Jim Humble Verlag, Venlo 2013

Bláhová, Hana, „Das Parasiten-Handbuch 2", Jim Humble Verlag, Venlo 2015 (Beschreibung der Ausbreitung der tropischen Malaria und weiterer Tropenkrankheiten in Europa aufgrund des hohen Reiseaufkommens sowie der Klimaerwärmung)

Boutenko, Victoria, „Grüne Smoothies", Hans-Nietsch-Verlag, 10. Auflage, Emmendingen 2016

Burgerstein, Lothar, „Burgersteins Handbuch Nährstoffe. Vorbeugen und heilen durch ausgewogene Ernährung", 9. Auflage, Karl F. Haug, Verlag, Heidelberg 2000

Clark, Hulda R., „Heilung ist möglich. Eine revolutionäre Technik zur Behandlung chronischer Erkrankungen", Droemer, München 1997

Clark, Hulda R., „Heilverfahren aller Krebsarten. Mit über 100 Fallgeschichten geheilter Personen", New Century Press, Chula Vista, USA, http://www.newcenturypress.com, 1993 (über Amazon)

Dimmendaal, Eva, „Borreliose – Das Selbsthilfe-Programm", GU, München 2011

Hammering, Andreas, „Gut, besser, bitter. Bitterstoffe – die geheimen Energiespender. Power für den Darm", Südwest, München 2016

Hirt, Hans Martin und M`Pia, Bindanda, „Natürliche Medizin in den Tropen. Heilen und Pflegen mit tropischen Pflanzen. Arzneimittel und Kosmetik selbst her-stellen", Edition 2000, 2. Auflage 2001 (unter der Bestellnr. 101 auch über „Anamed")

Hirt, Hans Martin, Lindsey, Keith und Balagizi, Innocent, „Natural Medicine in the Tropics IV. AIDS and Natural Medicine. A ressource book for carers of AIDS patients", Hrsg. Anamed, (Bestellnr. 115)

Horst, H., Hrsg., „Einheimische Zeckenborreliose (Lyme-Krankheit) bei Mensch und Tier“, perimed Fachbuch, Erlangen 1991
Klabes, Hannelore, „Mein Leben für Afrika. Das Samenkorn trägt Früchte“, Triga Verlag, 1. Auflage 2015
Klabes, Hannelore, „Ein Märchen wird wahr! Artemisia annua. Die Wiederentdeckung der Lebensenergie“, Eigenverlag, Kassel 2017 (über www.artemisiafrau.de. Das Buch wird nach der Abgabe meines Manuskriptes erscheinen, so dass ich keine Gelegenheit hatte, es zu lesen und ggf. daraus zu zitieren)
Lebedewa, Tamara, “Krebserreger entdeckt! Die verblüffenden Erkenntnisse einer russischen Forscherin”, Driediger, Ibbenbüren,7. Auflage, o.O., 2015
Lebedewa, Tamara, „Reinigung. Entschlacken und entgiften Sie Ihren Körper“, Driediger, Ibbenbüren 2003
Lebedewa, Tamara, „Herzinfakrt vorbeugen und heilen. Neue Erkenntnisse zur Ursache von Herz-Kreislauf-Erkrankungen“, Driediger, Ibbenbüren 2014
Lüneburg, Horst H., Hrsg., „Einheimische Zeckenborreliose (Lyme-Krankheit) bei Mensch und Tier“, Perimed Fachbuch, Erlangen 1991
Neuman,, Halima, „Stop der Azidose, Allergien und Haarausfall. Ursachen, Vorbeugung, Hilfen“, Fürhoff, Starnberg 1994
Pekar, Rudolf, und N. Korpan, Nikolai, „Krebs – die biologische und die medizinische Tragödie. Bio-Onkologie“, Verlag Wilhelm Maudrich, München 2002 (in meinen Augen sollte dies Buch Pflichtlektüre sein für alle Onkologen, Krebskranke und am Thema Interessierte)
Shioya, Nobuo, „Die Kraft strahlender Gesundheit. Neue Vitalität für Millionen Körperzellen“, Goldmann, 9. Auflage 2006
Simonsohn, Barbara, „Papaya – Heilen mit der Zauberfrucht. Ein ganzheitliches Gesundheitsbuch“, Windpferd, Aitrang, 6. Auflage 2015 (Standardwerk zu diesem Superfood)
Simonsohn, Barbara, „Moringa – der essbare Wunderbaum“, Kris-Verlag 2014. Vergriffen, Restbestände bei der Autorin (10 Euro plus Porto). Neue aktualisierte Auflage im Herbst 2017 im Jim Humble Verlag
Barbara Simonsohn, „Gerstengrassaft – Verjüngungselixier und naturgesunder Power-Drink“, Windpferd, Aitrangen, 17. Auflage 2014 (Standardwerk und Bestseller)
Simonsohn, Barbara, „Reiki-Schule für Einsteiger“, Schirner, Darmstadt 2017 (ein Standardwerk für alle, die an ihrer seelischen Gesundheit interessiert sind)
Simonsohn, Barbara, „Reiki – die sieben Grade. Mit Reiki im Licht der Fülle leben“, Hans-Nietsch-Verlag, Emmendingen 2010
Simonsohn, Barbara, „Azidose-Therapie. Wie Sie Ihren Körper natürlich entsäuern“, Schirner, Darmstadt 2016

Simonsohn, Barbara, „Fasten leicht gemacht. Verjüngen und entgiften zu Hause“, Schirner, Darmstadt 2017
Simonsohn, Barbara, „Chia-Power“, Windpferd-Verlag, Aitrang, 8. Auflage 2016 (umfangreiches Standardwerk)
Barbara Simonsohn, „Chia – fit und schlank mit der Powernahrung der Azteken“, Mankau, Murnau 2016 (Kompaktratgeber)
Tolle, Eckart, „Stille spricht. Wahres Sein berühren“, Arkana, München, 10. Auflage 2003
Voigts, Wolfgang U., „Die Krebslüge. Krebs ist eine Infektionskrankheit“, Das Neue Licht/ Jim Humble Verlag, 3. Auflage Juni 2015
WHO, Hrsg., „Artemisia – Medicinal and Aromatic Plants – Industrial Profiles“, Colin W. Wright (University of Bradford, GB), Taylor & Francis, London und New York, 2002 (umsonst im Internet herunter zu laden)
Yimer, Seid, „Extraction of Artemisinin from Artemisia Annua. Extraction of Artemisinin”, Bachelor Thesis, Grin Verlag, o.O., 2008
zu Biesen, Caroline Meier, „Globale Epidemien – lokale Antworten. Eine Ethnographie der Heilpflanze Artemisia annua in Tansania“, campus, FfM., 2013

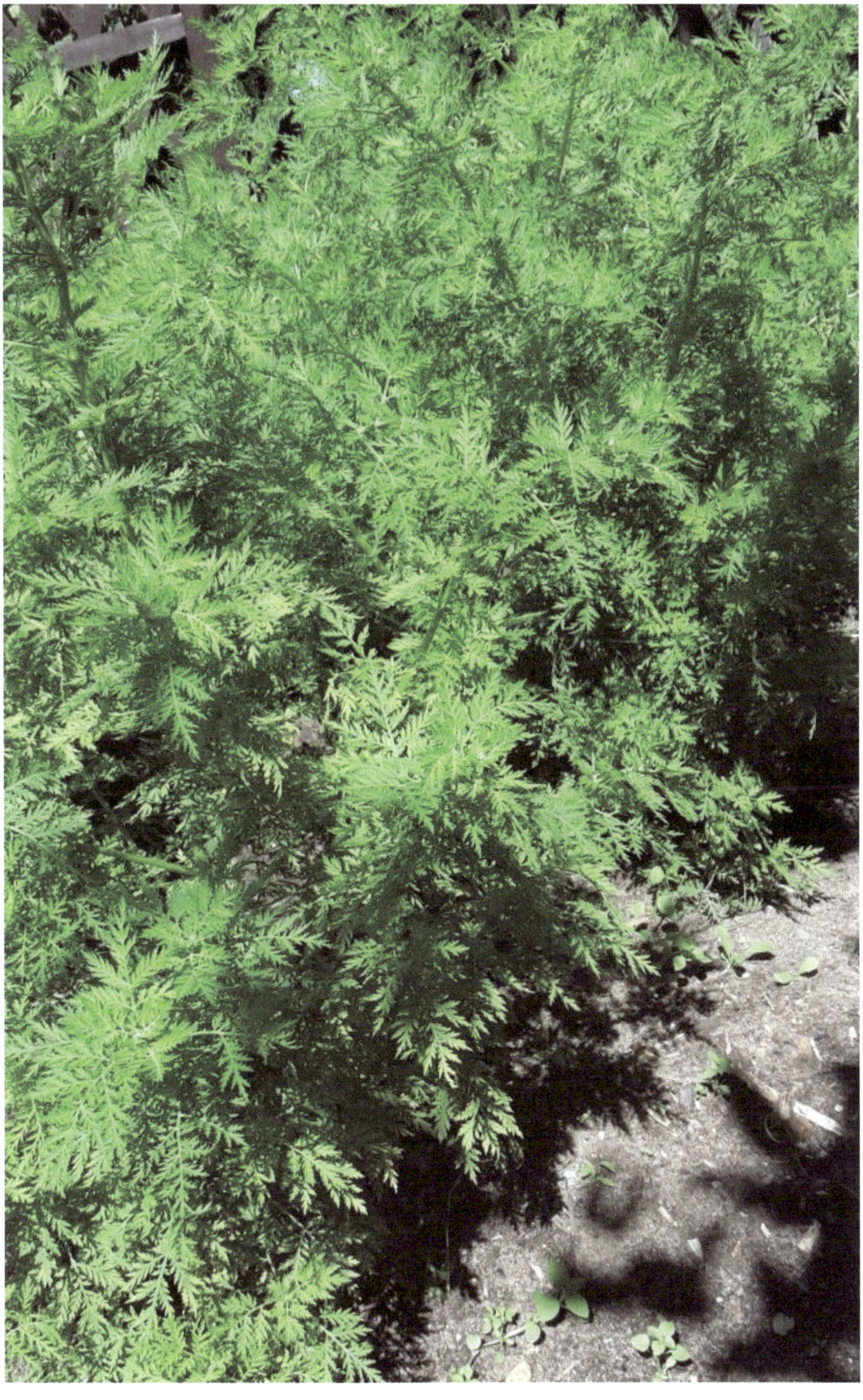

AUSGEWÄHLTE WISSENSCHAFTLICHE STUDIEN

Es gibt mittlerweile Hunderte von Studien zum Thema „Artemisia annua“, allein rund 60 zum Thema „Krebs“ (www.ncbi.nlm.nih.gov/pubmed und www.mskcc.org/cancer-care/herb/artemisia-annua (größtes Krebszentrum der Welt). Da diese Studien auf Englisch sind und hochwissenschaftlich, habe ich viele für dieses Buch ausgewertet. Hier finden Sie nach Themen sortiert eine kleine Auswahl der besonders aussagekräftigen Studien. Wenn Sie dieses Buch in den Händen halten, sind sicherlich schon weitere Studien erschienen. Artemisia annua ist kein Geheimtipp mehr, sondern mindestens als Malaria-Mittel eine Nobelpreis-Pflanze und daher in aller Munde.

Allgemein

„A Systematic Review of Anti-malarial Properties, Immunosuppressive Properties, Anti-inflammatory Properties, and Anti-cancer Properties of Artemisia Annua“ (https://www.ncbi.nlm.nih.gof/pubmed/27957318) “The genus Artemisia: a comprehensive review“
(http://ncbi.nlm.nih.gov/ pubmed/20681755)

Alzheimer, Demenz

Sarina S., Yagi Y. u.a., “Induction of neurite outgrowth in PC12 cells by artemisinin through activation of ERK and p38MAPK signaling pathways, Brain Research 1490, 2013, S. 61-71

Antibakterielle Wirkung

“Anti-Helicobacter pylori potential of artemisinin and its derivates” (http://www.ncbi.nlm.nih.gov/pubmed/20191854)
Antibacterial activity of some Artemisia species extract”
(http://www.ncbi. nlm.nih.gov/pubmed/20191854)
Appalasamy, Suganthi u.a., “Antimicrobial Activity of Artemisinin and Precursor Derived from in vitro Plantlets of Artemisia annua L”, Januar 2014, der Artikel steht frei im Internet)

Antioxidative Wirkung

“Antibacterial and antioxidant activities of Artemisia annua essential oil” (http://www.ncbi.nlm.nih.gov/pubmed/12385883)
Igbal S. u.a., “Chemical composition of Artemisia annua L. leaves and antioxidant potential of extracts as a function of extraction solvents”, Molecules., 17, S. 6020-6032.

Arthrose/Arthritis
"Effect of Artemisia annua extract on treating active rheumatoid arthritis: A randomized controlled trial" (https://www.ncbi.nlm.nih.gov/pubmed/28035541)

Diabetes
"Durchbruch in der Diabetesforschung: Pankreaszellen produzieren Insulin durch Malariamedikament"(http://www.diabetes-kids.de/artikel/durchbruch-in-der-diabetesforschung-pankreaszellen-produzieren-insulin-durch-malariamedikament-5064)
(abrufbar unter www.cemm.at, Forschungszentrum für Molekulare Medizin der Österreichischen Akademie der Wissenschaften)
Helal, Eman G.E. u.a."Anti-Diabetic Effekt of Artemisia Annua in Alloxan-Induced Diabetic Rats", in The Egyptian Journal of Hospital Medicine (October 2014), Vol. 57, S. 422-430
Yi P. u.a., "Betatrophin: A hormone that Controls Pancreatic Beta Cell Proliferation", Cell; 153 (4): S. 747-758

Entzündungen

"Artemisinin inhibits inflammatory response via regulating NF-kB and MAPK signaling pathways (https://www.ncbi.nlm.nih.gov/pubmed/28035541)
Li, T., Chen, H. u.a., „Anti-inflammatory andimmunomodulatory mechanisms of artemisinin on contact hypersensitivity", Int. Immunopharmacol 2012 12: S. 144-150. Doi:10.1016/j.intimp.2011.11.004

Geschichte der Entdeckung von Artemisia annua und Artemisinin
Miller, Louis H. und Xinzhuan, Su, „Artemisinin: Discovery from the Chinese Herbal Garden", "Cell" Nr. 146 v. 16.9.2011

Inhaltsstoffe
Bhakuni RS u.a., "Secondary metabolites of Artemisia annua and their biological activity", Current Science, 80:S. 35-48
Bilia, Anna Rita u.a., "Essential Oil of Artemisia annua L.: An Extraordinary Componet with Numerous Antimicrobial Properties", Hindawi Publishing Corporation, Ausgabe 2014, ID 1598819 http://dx.doi.org/10.1155/2014/159819
Abad MJ u.a., "The Artemisia L Genus: a review of bioactive essential oils. Molecules., 17: S. 2542-2566
Nkuitschou-Chougouo K. u.a., "Comparative Study of Chemical Composition of Artemisia annua Essential Oil Growing Wild in Western Cameroon and Luxembourg", "North Asia International Research Journal of Multidisciplinary",

ISSN: S. 2454-2326, 2. Ausgabe vom 4. April 2016, www.nairjc.com Woerdenbag HJ u.a., "Volatile constituents of Artemisia annua L", Flav. And Frag. J., 8: S. 131-137

Krebs

"Scientists develop new cancer-killing compound from salad plant" (http://www.washington-edu/news/2008/10/13/scientists-develop-new-cancer-killing-compund-from-salad-plant)
"The Memorial Sloan Kettering Cancer Center on Artemisia annua" (https://www.mskcc.org/cancer-car/integrative-medicine/herbs/artemisia-annua) M.P. Crespo-Ortiz u.a., "Antitumor activity of artemisinin and its derivatives: from a well-known antimalarial agent to a potential anticancer drug", Journal of Biomedicine and Biotechnology, vol. 2012, Article ID 247597, 18 Seiten, 2012 (anzusehen bei "Google Scholar")

Malaria

"The potential of Artemisia annua L. as a locally produced remedy for malaria in the tropics: agricultural, chemical and clinical aspects (http://www.ncbi. nlm.nih.gov/pubmed/11091003)
"First-time comparison of the in vitro antimalarial activity of Artemisia annua herbal tea and artemisinin"
(http://www.ncbi.nlm.nih.gov/pubmed/22986092)
"Dried whole-plant Artemisia annua slows evolution of malaria drug resistance and overcomes resistance to artemisinin"
(http://www.ncbi.nlm.nih.gov/pubmed/25561559)
"Artemisia annua as a self-reliant treatment for malaria in developing countries (http://www.ncbi.nlm.nih.gov/pubmed/18977424)

Parasiten

"In vitro and in vivo antileishmanial activity of Artemisia annua L. leaf powder and its potential usefulness in the treatment of uncomplicated cutaneous leishman-iasis in humans"
(https://www.ncbi.nlm.nih.gov/pubmed/28327802)
El-Beshbishi, S.N., Taman, A., u.a., „First insight into the effect of single oral dose therapy with artemisinin-naphthoquinone phosphate combination in a mouse model of Schistosoma mansoni infection", International Journal Parasitol 43: S. 521-530
Ni, L., Acharya, K. u.a., "Effects of artemisinin on photosystem II performance of Microcystis aeruginosa by in vivo chlorophyll fluorescence", Blull Environ Contam Toxicol 89: S. 1165-1169

Hou, Yun-Ya u.a., “A randozized, double-blind, placebo-controlled trial of safety and efficacy of combined praziquantel and artemether treatment for acute schistosomiasis in China”, Bulletin of the World Health Organization, vol. 86 Nr. 10, Oktober 2008 (schistosomiasis ist dasselbe wie Bilharziose und wird von Pärchen-Egeln übertragen)

Pilze

A.M. Galal u.a., “Antifungal activity of artemisinin derivates”, Journal of Natural Products, vol. 68, Nr. 8, S. 1274-1276, 2005 (anzusehen bei “Google Scholar”)
Jing, W., “Studies on fungicidal activities and isolation of active substances from Artemisia annua L.”, Southwestern University, USA, Doktorarbeit

Viren

“The Antiviral Activities of Artemisinin and Artesunate” (https://academic.oup.com/cid/article/47/6/804/325924/The-Antiviral-Activities-of-Artemisinin-and)
“Evaluation and pharmacovigilance of projects promoting cultivation and local use of Artemisia annua for malaria (https://www.ncbi.nlm.nih.gov/pubmed/21481234)
“Antiviral effect of artemisinin from Artemisia annua against a model member of the Flaviviridae family, the bovine viral diarrhea virus (BVDV)” (https://www.ncbi.nlm.nih.gov/pubmed/16902856)
Weitere Studien über die antiviralen Eigenschaften von Artemisia annua: (https://www.ncbi.nlm.nih.gov/pubmed/16902856) und (https://www.cid.oxfordjournals.org/content/47/6/804.full)

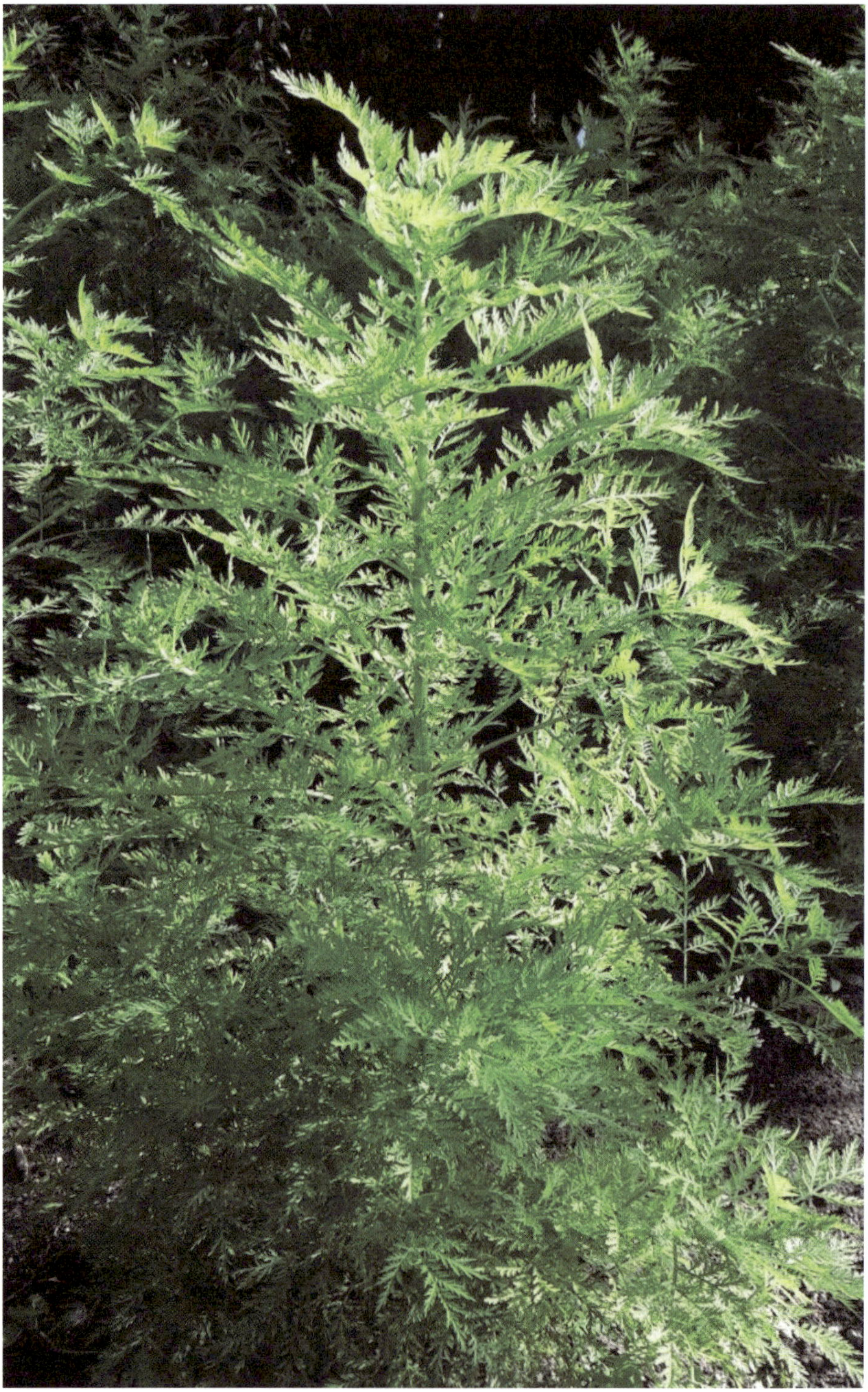

ZUR AUTORIN

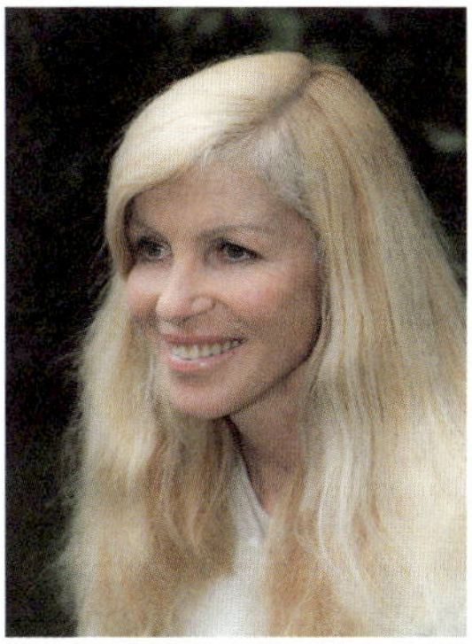

Barbara Simonsohn schreibt seit 1995 Bücher über ganzheitliche Gesundheit mit einer Gesamtauflage von bisher (Anfang 2017) mehr als 480.000 Büchern. Ihre Website www.Barbara-Simonsohn.de wird jährlich von mehr als 360.000 Besuchern frequentiert. Seit 1982 gibt sie Seminare im In- und Ausland. Hauptsächlich über das authentische Reiki mit sieben Graden, über das sie zahlreiche Bücher geschrieben hat. Es handelt sich um eine Methode der Persönlichkeitsentwicklung und Aktivierung der Selbstheilungskräfte, für gesundes Selbstwertgefühl und heitere Gelassenheit. Ihr neues Reiki-Taschenbuch „Reiki-Schule für Einsteiger" ist gerade bei „Schirner" als Taschenbuch erschienen. Mehr als 10.000 Seminarteilnehmer hat Barbara Simonsohn bisher unterrichtet. Sie gibt auch Seminare in Azidose-Therapie und -Massagen nach Dr. Renate Collier und Seminare „Die Fünf Tibeter", einfache Yoga-Übungen. Einmal jährlich bietet Barbara Simonsohn Gruppen-Fastenreisen an.

Barbara Simonsohn hat einen Sohn, Jahrgang 1988, und eine Tochter, Jahrgang 1994. Sie lebt mit ihrer Katze in einem Vorort von Hamburg. Dort hat sie auch einen Schrebergarten, den sie biologisch bewirtschaftet, und ein Beet im Permakulturgarten am Hamburger Volkspark.

Regelmäßig ist Barbara Simonsohn im Bodhi Zendo-Zentrum in Madurai, Indien, wo sie meditiert und in einer Montessori-Schule für Waisenkinder ehrenamtlich als Englischlehrerin arbeitet. Im Rahmen ihrer Entwicklungsarbeit in Haiti hat sie mit Frauen vor Ort mehr als 250 Fruchtbäume gepflanzt und 65 Bio-Gärten mit nachhaltiger Kompost-Bewirtschaftung angelegt. Zu den Themen Heilkraft der Tropenfrüchte, Ananas, Papaya, Gerstengrassaft, Stevia, Afa-Algen, Moringa, Chia, Baobab, Sibirische Zedernnuss und Hanf hat sie die Standard- oder Grundlagenwerke geschrieben. Ihre Bücher wurden in viele Sprachen übersetzt, und viele sind auch als E-Book erhältlich. Barbara Simonsohn schreibt Gesundheitsartikel für mehr als 25 Zeitschriften sowie Reisereportagen über ganz besondere Orte der Kraft, die sie auch auf ihre Homepage stellt.

Barbara Simonsohn hat in Hamburg eine monatliche Reiki-Gruppe auch für Neue. Sie gibt zurzeit in Hamburg, Köln, Berlin, Graz und München Reikiseminare in allen sieben Graden und bildet Reikilehrer in den Stufen IIIB, VB und VIIB aus. Wer möchte, kann bei ihr eine telefonische Ernährungsberatung buchen für 50 Euro (40 Minuten), oder eine Reiki-Fern-Behandlung (eine Stunde 25 Euro) und kann natürlich auch eine Reiki-Direktbehandlung, Azidose-Massage oder Ernährungsberatung vor Ort bekommen.

E-Mail-Anfragen: beantwortet Barbara Simonsohn zeitnah:
info@barbara-simonsohn.de
Ihre Postadresse ist:
Holbeinstraße 26,
22607 Hamburg
(bei schriftlichen Anfragen bitte frankierten Rückumschlag beilegen).
Ihre Telefonnummer ist +49-40-895338.

Auf der Homepage **www.Barbara-Simonsohn.de** erfahren Sie alles über aktuelle Seminare. Über Erfahrungsberichte mit Artemisia annua sowie Rezepte freut sich die Autorin, die dann mit Ihrer Erlaubnis in einer weiteren Auflage veröffentlicht werden können.

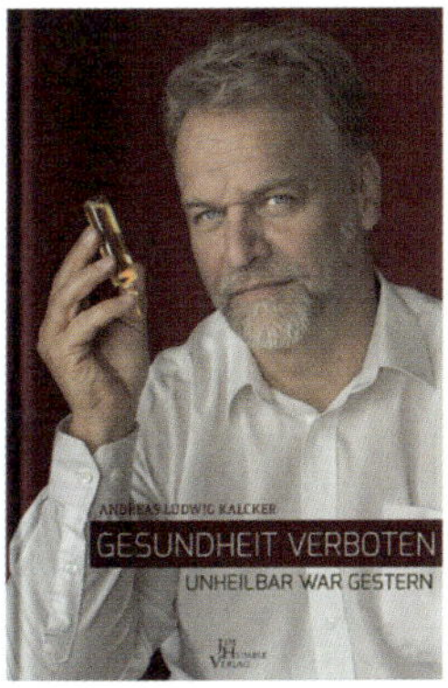

GESUNDHEIT VERBOTEN

UNHEILBAR WAR GESTERN

Andreas Ludwig Kalcker

Sie werden sich jetzt vielleicht fragen, wie Gesundheit verboten sein kann, da dies zunächst nicht logisch klingt. Die Absicht dieses Buches ist es, all denjenigen die Augen zu öffnen, die programmiert und vom System ausgebildet wurden, von einem Bildungssystem, das auf dem Gehorsam aufbaut, wissenschaftliche Tatsachen zu »glauben« und diese niemals in Frage zu stellen. Man muss sich ganz klar vor Augen führen, dass alle großen Veränderungen des menschlichen Wissens zu Beginn vehement abgelehnt, verlacht, bekämpft und verurteilt wurden.

Dieses Buch besteht aus drei Teilen:

1. Einleitung und einfache, simple Erklärung, damit auch Laien ohne medizinische Vorkenntnisse das Konzept verstehen.
2. Ausführliche Krankheiten mit Fallbeispielen von A bis Z und dem Protokoll, das die Patienten benutzt haben.
3. Wissenschaftliche Dokumentation und mögliche pharmazeutische Funktionsweise von Chlordioxid und anderen Mitteln.

Dieses Buch versucht Lösungen für unser wertvollstes Gut zu bieten: unsere Gesundheit. Man muss bedenken, dass die Gesundheit zum größten Geschäft der Menschheit geworden ist, denn früher oder später wird jeder Mensch »Kunde« und tut alles nur Erdenkliche, um Genesung zu erreichen.

ISBN: 978-9088-79-156-7 * Softcover * 488 Seiten

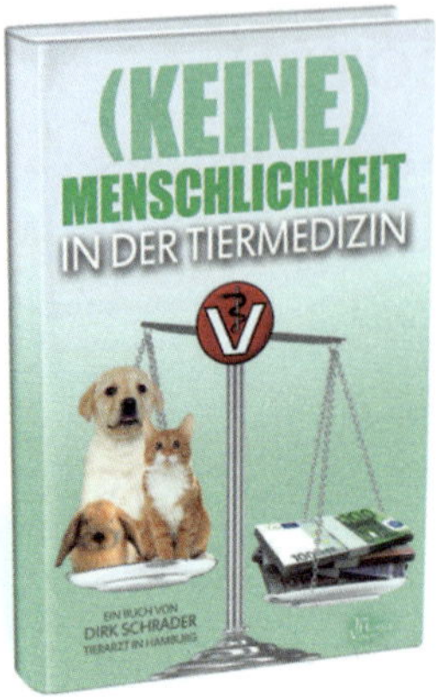

(KEINE) MENSCHLICHKEIT

IN DER TIERMEDIZIN

Dirk Schrader

Dirk Schrader, Tierarzt aus Hamburg, zeigt nicht nur auf was mit Chlordioxid (Molekül X, wie er es nennt) und anderen nicht konventionellen Heilmethoden in der Tierpraxis erreicht werden kann, sondern auch die Missstände, die durch Gesetze, Behörden, Lobbyisten, Pharmazeuten und nicht zuletzt auch durch Tierärzte selbst, zu ihrem eigenen Vorteil aufrecht erhalten werden. Mit seiner »Menschlichkeit« hatte Dirk Schrader schon früh in seiner tierärztlichen Karriere erste Auseinandersetzungen mit Kollegen und Behörden.

Doch statt Menschhörigkeit, bevorzugte Herr Schrader menschliche Vernunft einzusetzen, und ging eigene Wege. Tiere haben heutzutage die gleichen Krankheiten wie Menschen und werden auf gleiche Art und Weise behandelt wie Menschen.

Angefangen bei der Nahrungsindustrie, nach Schrader Krankmacher Nr. 1, Pharmaindustrie und Tierpraxen sind alle nur von ein und derselben Philosophie besessen: Macht, Geld und Habgier. Wie Sie schon schnell beim Lesen bemerken werden, ist dieses Buch kein Ratgeber für Tierfreunde im üblichen Sinne, sondern eine mutige Lektüre für mündigen Tierbesitzer, die jedoch bei keinem Tierhalter und ebenso in keiner tierärztlichen Praxis, fehlen darf.

ISBN: 978-9088-79-160-4 * Hardcover * 224 Seiten

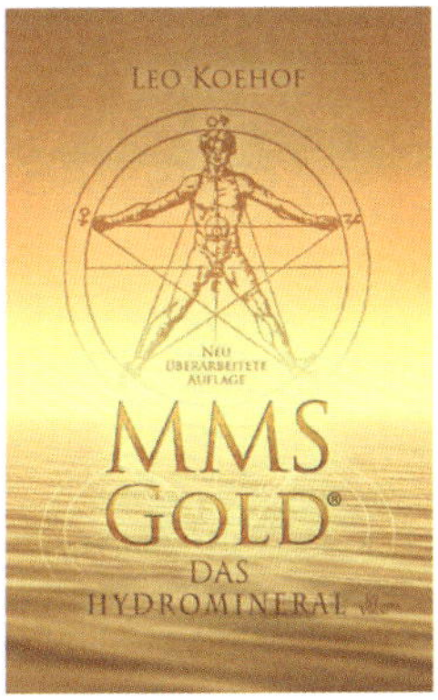

MMS GOLD®

DAS

HYDROMINERAL

Leo Koehof

Mineralien sind wichtige Lebenskatalysatoren. MMS Gold enthält über 60 Mineralien und Spurenelemente in flüssiger (ionischer) Form die, direkt durch die Haut afgenommen werden können.
Diese Minerale schaffen die Grundlage für einen optimal funktionierenden Stoffwechsel und können somit ernärungsbedingten Mängeln, und den daraus entstehenden Krankheitsbildern, vorbeugen.
Die Hydromineralien führen den Körper wichtige Mineralien und Spurenelemente, die für eine gute Zellfunktion unentbehrlich sind, zu.

ISBN: 978-9088-79-034-8 * Hardcover * 152 Seiten

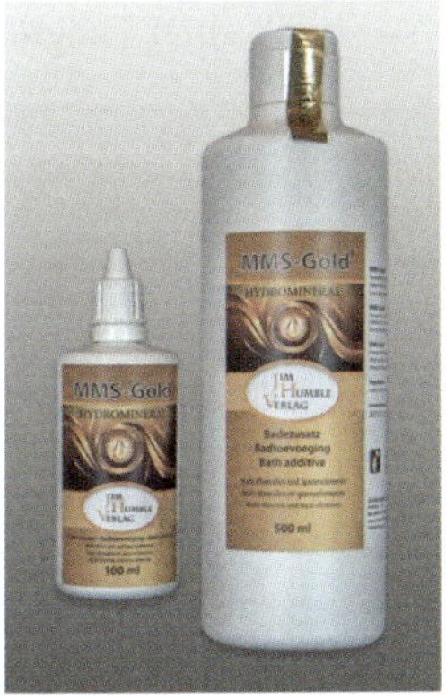

MMS-Gold®

HYDROMINERAL -BADEZUSATZ

Fügen Sie zwei Teelöffel (15 Tropfen) MMS-Gold® in ein Fussbad und geben die Füsse neuen "Schwung".
Fügen Sie in einer Badewanne etwa zwei Esslöffel (50 Tropfen) MMS-Gold® und lassen Ihren Körper zu Ruhe kommen.

MMS-Gold® ist in den folgenden Abfüllmengen erhältlich:

Bestellnr.: 1400077 100 ml

Bestellnr.: 1400078 500 ml

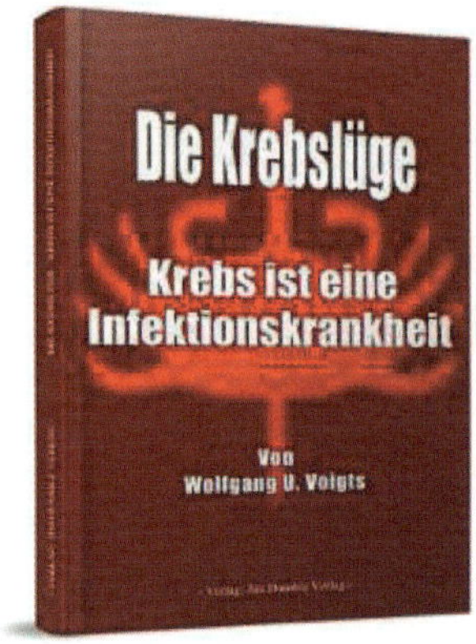

Die Krebslüge

Krebs ist eine Infektionskrankheit

Wolfgang U. Voigts

In diesem Buch von Wolfgang U. Voigts lernen Sie die Erkrankung Krebs als ein Perpetuum Mobile kennen, das durch die „Chemie-Pharma" nach dem Zweiten Weltkrieg entwickelt und bis zum heutigen Tag bewusst aufrechterhalten wurde. Durch Fehlinformationen und Lügen wurde ein manipuliertes falsches Krankheitsbild erzeugt. Mit Beherrschung der Medien und Ausbildung eines gewaltigen Netzwerkes wurde dieses falsche Krankheitsbild weiter verbreitet. Schon seit nahezu hundert Jahren sind die Zivilisationskrankheiten der Menschen ein lukratives Geschäft für die Pharma-Industrie. Diejenigen, die in diesem Geschäft die Fäden ziehen, sehen ihr Einkommen nicht gerne geschmälert. Krebs ist dabei eine der lukrativsten Quellen, die man auch weiterhin ausbeuten will. Als Wissenschaftler und „Krebskranker" auf der Suche nach Heilung wurde er schnell mit den Widersprüchen der Medizin bzgl. dieser und anderer Zivilisationskrankheit konfrontiert und fing an, unkonventionelle (Aus-)Wege zu suchen. Er wusste, den Krebs zu stoppen und den Körper ohne jegliche pharmazeutische Therapie, nur mit natürlichen Mitteln, zu heilen. Die Krebslüge ist ein empfehlenswertes Buch für alle, die mit der Krebskrankheit konfrontiert sind, aber auch für all diejenigen, die sich vor solch einer Diagnose schützen wollen.

ISBN: 978-9088-79-023-4 * Softcover * 306 Seiten

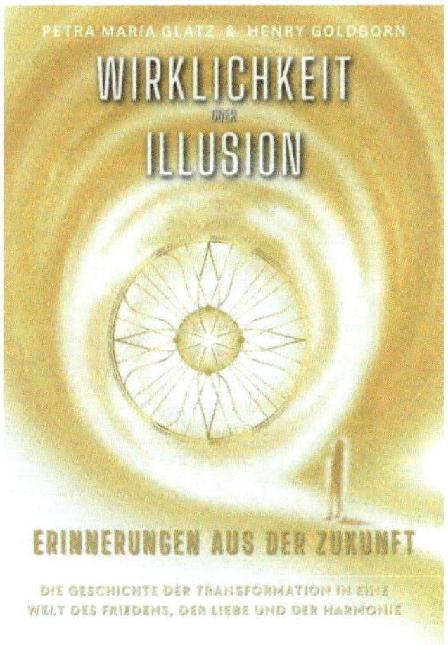

WIRKLICHKEIT

ODER

ILLUSION

Erinnerungen aus der Zukunft

Die Gechichte der Transformation in eine

Welt des Friedens, der Liebe, der Harmonie

Petra Maria Glatz und Henry Goldborn

In diesem Buch findest du einen visionären Weg, deine Gedanken und deine eigene Vision einer besseren Zukunft für dich glaubhaft zu halten, durch die Zeit zu tragen, ihr wahrhaftig treu zu bleiben und sie zur Manifestation zu bringen.

Alle Mittel und Werkzeuge, die du auf dem Weg in deine erfüllte Zukunft brauchst, sind in diesem Buch zu finden.

Die Autoren geben einen tiefen Einblick in ihre Lebensreise in die Erfüllung. Und zwar rückblickend aus der Zukunft im Jahr 2051.
Sie schildern detailliert die Welt im Jahr 2051 – wohin uns unsere Entwicklung geführt hat, wie wir leben, wie wir sind und welche Fähigkeiten wir in allen Säulen unseres Lebens entwickelt haben.

ISBN: 978-9088-79-188-8 * Hardcover * 204 Seiten.

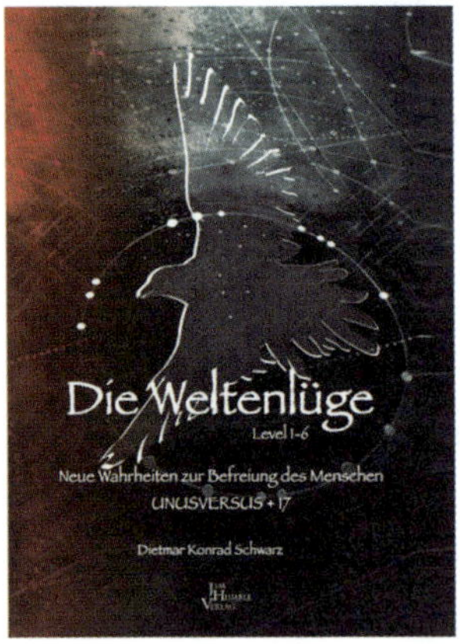

Die Weltenlüge

Level 1-6

Neue Wahrheiten zur
Befreiung des Menschen

Die Weltenlüge

Das Arbeitsbuch

Level 7

UNUSVERSUS-Fähigkeiten

Dietmar Konrad Schwarz

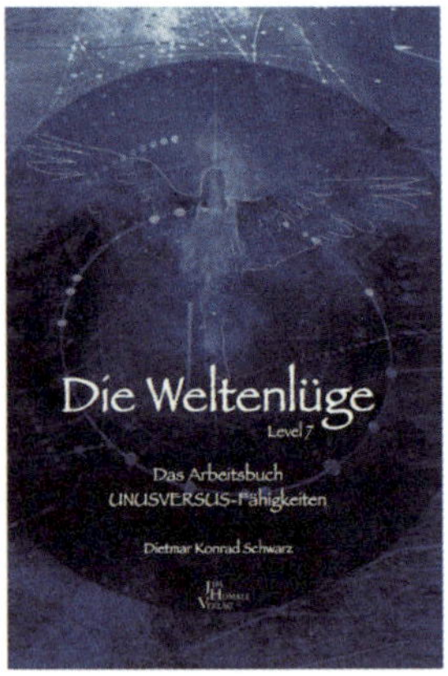

Point of no Return - Der Abgrund & die Kehrtwende!

Es ist Zeit, den Tanz des Wandels zu beginnen, mit offenem Herzen und klarem Verstand. Veränderung ist nicht das Ende, sondern der Anfang. Sie ist die Tür zu neuen Möglichkeiten, Abenteuern und Horizonten. Inmitten des Chaos liegt die Chance zur Neuschöpfung. Wir passen uns an, wir wachsen, wir entwickeln uns weiter. Mit der Zeit finden wir ein neues Gleichgewicht und akzeptieren die Veränderung als Teil unseres Lebens.

Die Kunst der Veränderung besteht darin, die Sechs Phasen des Wandels zu durchlaufen:
1. Der Vertraute Status Quo: Es ist der Ort, an dem wir uns wohl fühlen, aber auch gefangen fühlen können. Die Angst vor dem Unbekannten hält uns zurück.
2. Das Aufkommen des Wandels: Plötzlich tritt etwas Neues in unser Leben, unausweichlich und oft unerwartet.
3. Die Phase des Chaos: Mit dem Aufkommen des Wandels gerät alles durcheinander. Wir fühlen uns verloren und orientierungslos.
4. Die Anpassungsphase: Langsam beginnen wir, uns an die neue Realität anzupassen. Es ist ein Prozess des Lernens und Wachsens.
5. Die Suche nach dem neuen Gleichgewicht: Mit der Zeit finden wir ein neues Gleichgewicht und akzeptieren die Veränderung als Teil unseres Lebens.
6. Die Neue Normalität: Schließlich wird die Veränderung zur neuen Normalität. Was zuerst fremd und ungewohnt war, wird nun vertraut und selbstverständlich.

Der Trost liegt darin, dass wir durch jeden Umweg viel entdecken können. Es geht darum, auf dem richtigen Weg zu sein und die eigene Lösung zu finden.

Die Zeit dafür ist JETZT.

ISBN: 978-9088-79-363-6 * Hardcover * 288 Seiten

ISBN: 978-9088-79-363-9 * Hardcover * 128 Seiten

ISBN: 978-9088-79-364-6 * (Beide Bücher als Set günstiger in Preis)

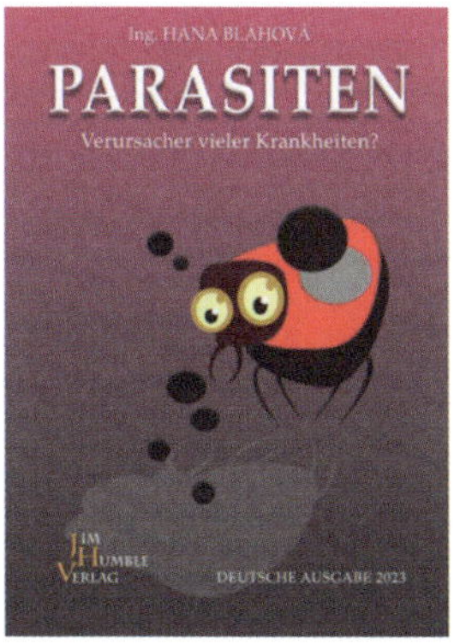

Parasiten

Verursacher vieler Krankheiten?

Ing. Hana Bláhovà

Die dritte Fortsetzung der Geschichten von meinen Klienten umfasst Fälle von 2014 bis 2020. Obwohl meine Gegner es nicht wahrhaben wollen, das diese Geschichten von realen Personen geschrieben wurden, sind diese doch authentisch. Solch eine Prinzessin Scheherezade bin ich nicht. Ein aufmerksamer Leser wird im Hintergrund der Geschichten über herroische und anstrengende Wege einfacher Menschen zur Gesundheit, und zwar mit eigenen Kräften, noch einen anderen roten Faden wahrnehmen - diese Geschichten spiegeln den Zustand der heutigen Medizin wieder, wenn auch nur auf eine zauberhaft ungezwunge Art und Weise. Die Geschichten werden chronologisch erzählt und man kann in ihnen die Entwicklung unserer Heilmethode Schritt für Schritt erkennen. In den letzten Jahren erfuhr die Methode einige Änderungen und Präzisierungen. Es gilt jedoch weiterhin, dass Parasiten zu einer bedeutenden Krankheitsursache bei Erkrankungen mit unbekannter Ätiologie, bei Autoimmunkrankheiten, allgemein chronischen Krankheiten und bei den für die ärztliche Wissenschaft "geheimnisvollen" Krankheiten zählen.
Dem spielt in die Karten, dass die offizielle Parasitologie beinahe Null an Parasitenbefunden liefert.
Dies wird dann nur noch durch die miserable Arbeit unserer Laboratorien beim testen von Viren und Bakterien gekrönt. Dann kann man sich nicht wundern dass die Kortikoideneinnahme zu einer der wichtigsten Standard- und Hauptmethoden der klassischen Medizin wurde. Sie wird irgendwie bei allen Sachen verschrieben. Die Sehnsucht der Ärzte nach Entdeckung der Krankheitsursachen scheint komplett verschwunden zu sein. Jedoch nicht aus meinem Herzen.

ISBN: 978-9088-79-187-1 * Hardcover * 292 Seiten

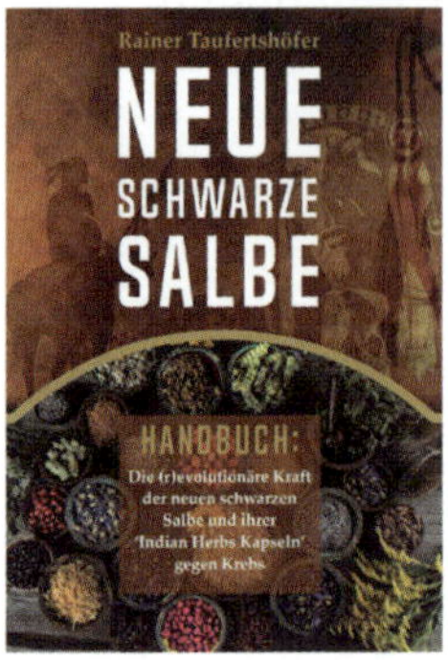

NEUE
schwarze
SALBE
HANDBUCH:
Die (r)evolutionäre Kraft der
neuen schwarzen Salbe und ihrer
'Indian Herbs Kapseln' gegen Krebs

Rainer Taufertshöfer

Entdecken Sie: Ein Paradigmenwechsel in der alternativen Krebstherapie!

Warum dieses Buch unverzichtbar ist:
•Tradition trifft Innovation: Eine einzigartige Symbiose aus jahrzehntelanger Expertise und bahnbrechender Forschung.
•Wissenschaftlich fundiert: Gestützt auf 68 renommierte Studien diverser Fachbereiche.
•Speziell ausgerichtet: Ideal für Menschen, die sich nicht ausschließlich auf konventionelle medizinische Ansätze verlassen möchten.

Was Sie im Buch erwartet:
•Vielfältige Einsatzmöglichkeiten: Natürliche Therapieansätze für äußere und innere Anwendungen.
•Wirkstoff-Portfolio: Tiefgehende Analysen zu Graviola, Chaparral, Kanadische Blutwurz und weiteren potenten Naturstoffen, ergänzt durch Erkenntnisse zu ihrer synergistischen Wirkung.
•Kapitelstruktur: Von kritischen Vergleichen zwischen Schulmedizin und Naturheilkunde bis hin zu leicht verständlichen Studienzusammenfassungen.
•Ausgewählte, aussagekräftige Fotografien veranschaulichen die präsentierten Herstellungsverfahren und Anwendungsprotokolle.
•Bonusmaterial: Eine wissenschaftliche Abhandlung über Irisdiagnose, ergänzt durch eindrucksvolle Fotografien.

Über den Autor:
Rainer Taufertshöfer ist mehr als ein Heilpraktiker und medizinischer Journalist; er ist ein Vorreiter in der alternativen Krebstherapie.
Mit mehr als zwei Jahrzehnten Erfahrung bietet er Zugang zu innovativen Therapiekonzepten und persönlichen Konsultationen.

ISBN: 978-9088-79-633-3 * Hardcover * 200 Seiten